漫谈"肺"画

主　编　黄可南

上海科学技术出版社

图书在版编目（CIP）数据

漫谈"肺"画 / 黄可南主编. -- 上海 ： 上海科学技术出版社, 2024. 10. -- ISBN 978-7-5478-6852-2

Ⅰ. R563-49

中国国家版本馆CIP数据核字第20241U7708号

漫谈"肺"画

主　编　黄可南

上海世纪出版（集团）有限公司

上 海 科 学 技 术 出 版 社　出版、发行

（上海市闵行区号景路 159 弄 A 座 9F-10F）

邮政编码 201101　　www. sstp. cn

上海光扬印务有限公司印刷

开本 890×1240　1/32　印张 7

字数 150 千字

2024 年 10 月第 1 版　2024 年 10 月第 1 次印刷

ISBN 978-7-5478-6852-2/R·3123

定价：68.00 元

内容提要

　　肺脏是人体重要的器官之一，肺部健康关系着每一个人，无论是健康人群还是肺部疾病患者，都应该提高健康意识，认真对待我们的肺。

　　本书围绕肺结节、肺癌、呼吸道感染、哮喘、慢性阻塞性肺疾病这五大常见的肺部健康问题，从病因到治疗，从预防到健康生活，从大家关心最多的问题着手，以文字结合漫画的形式向读者展示肺部的健康科普知识。内容丰富，形式活泼，是一本适合关注肺部健康的人群仔细阅读的科普读物。

编委会

前言

　　肺部疾病作为一类严重威胁人类健康的常见疾病，已经引起全球广泛关注。在肺部疾病中，一些常见的疾病如肺炎、哮喘、慢性阻塞性肺疾病（COPD）和肺癌等，成因错综复杂，诊断和治疗也极为复杂，成为影响人们生活质量和预期寿命的重要因素。

　　作为从事胸外科工作多年的医生，我每天都在与各种肺部疾病抗争。我希望通过这本科普图书，让老百姓更好地了解这些常见疾病的发展过程，掌握预防知识，主动采取措施，最大程度避免疾病的发生。

　　新冠肺炎疫情的发生，突显了肺部受损给人体带来的巨大伤害。疫情期间，肺部感染及其导致的复杂并发症病例数激增，给医疗系统带来了前所未有的压力。作为身在抗疫一线的医生，当时的场景、患者感染后的痛苦依然历历在目。我希望这本书能引导大家重视肺部健康，学习如何保护自己的肺脏，配合医生规范治疗肺部疾病。

随着全球工业化、城市化和人口老龄化进程的加速，肺部疾病的发病率和致死率呈现不断上升的趋势。据统计，肺癌已经成为全国甚至全球范围内最常见的恶性肿瘤之一，而慢性阻塞性肺疾病（COPD）更是全球第四大死亡原因。这些数据充分说明了肺部疾病对人类健康造成严重威胁，也显示出科学对抗肺部疾病的紧迫性和重要性。

为了更好地应对挑战，每个人都需要全面了解肺部疾病的成因、发病机制、诊断方法和治疗方案。只有充分认知，才能主动采取有效措施，预防和控制疾病。百姓对肺部疾病的认知十分薄弱，医生不仅要治病救人，更要向老百姓科学普及医学知识，全面提高国民素养。这是我们医疗工作者义不容辞的责任和使命。

鉴于此，我们成立了上海专家博士科普团队，致力于健康传播事业。除在医院为患者看诊外，我们更希望走进医疗资源贫乏的地区，为当地民众提供健康咨询。前期，我们已经在上海市郊、安徽金寨、河南滑县、山东临朐、贵州遵义、江苏江阴等地区进行了大规模健康科普宣传、健康咨询及义诊活动，用实际行动服务医疗欠发达地区，面对面地为当地群众讲解疾病预防知识，并在现场为有需求的居民进行脉诊检查、药方开具，并为他们解答疑虑。我们也因此获得了广泛赞誉，这不仅是我们的职责所在，更是我们对健康事业的执着追求与对广大百姓的人文关怀。

这本书正是我们此前大量健康科普宣传工作理论和实践总结，不仅为相关领域的研究人员和医疗工作者提供参考，更以浅显易懂的方式为老百姓答疑解惑。希望这本书能提高公众对肺部疾病的认知和预防意识，引导全民主动采取科学有效的方式保护肺部健康，从而减少肺部疾病的发病率，为构建健康社会贡献绵薄之力。

虽然防治之路艰辛曲折，但我们怀揣对生命的珍视与敬畏，怀着无比乐观向上的心态，定将与全社会携手并肩，坚定不移地为人类的健康事业而努力奋斗！

黄可南

目　录

第一话

肺 结 节

一、带你认识**肺结节**

什么是肺结节

    肺结节主要是指那些在 CT 检查影像下表现为直径在 3 厘米以下或等于 3 厘米的肺部阴影。它们有时是单个出现的，有时是多发的，最重要的是，它们的出现不伴有一些恶性转移的表现，也就是那些通常能够在检查单上看到的，如"肺不张""肺门淋巴结肿大""胸腔积液"等描述。

    目前，胸部 CT 检查是发现肺部结节的首选方法，尤其是薄层高分辨率 CT 检查，包括靶扫描或靶重建。

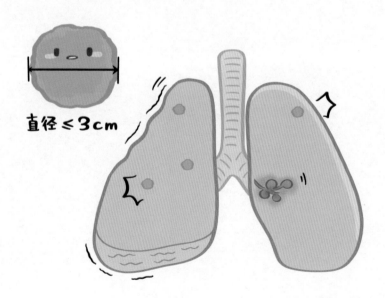

直径 ≤ 3 cm

肺结节不能和肺癌画等号

　　肺结节是一个大的概念，它涉及的病理类型、疾病类型有很多，比如我们熟知的结核、真菌感染、囊肿等，都属于肺结节；当然，还有一些炎性假瘤、钙化灶、淋巴结等也在肺结节的范畴内，肺癌也是其中一种。也就是说，肺癌会在 CT 检查中表现为肺结节的形态，但并不是说在 CT 检查中表现为肺结节的形态的都是肺癌。所以，大家不必"谈结节色变"，正确认识肺结节，按时复查，遵医嘱检查、用药或调整生活习惯。

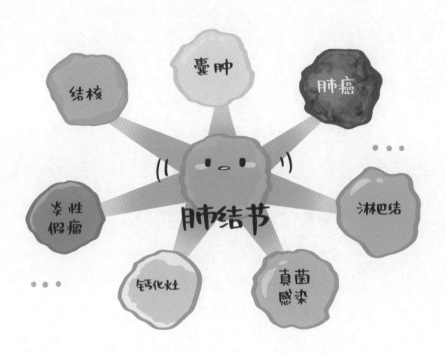

肺结节的分类

以病灶数量分类

单个病灶定义为孤立性肺结节，两个及以上的病灶定义为多发性肺结节。

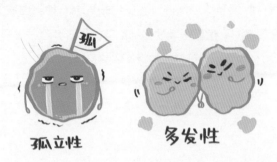

孤立性　　　多发性

以病灶大小分类

直径 < 5 毫米者定义为微小结节，直径为 5 ~ 10 毫米者定义为小结节。

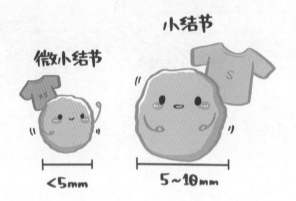

小结节

微小结节

<5mm　　　5~10mm

以密度分类

可分为实性肺结节和亚实性肺结节，后者又包含纯磨玻璃结节和部分实性结节。

1. 实性肺结节： 肺内圆形或类圆形密度增高影，病变密度足以掩盖其中走行的血管和支气管影。

2. 亚实性肺结节： 所有含磨玻璃密度的肺结节均称为亚实性肺结节。其中磨玻璃病变指 CT 检查影像下显示边界清楚或不清楚的肺内密度增高影，但病变密度不足以掩盖其中走行的血管和支气管影。亚实性肺结节中包括纯磨玻璃结节（pGGN）、磨玻璃密度和实性密度均有的混杂性结节（mGGN），后者也称部分实性结节。也就是说，如果磨玻璃病灶内不含有实性成分，就称为 pGGN；若含有实性成分，则称为 mGGN。

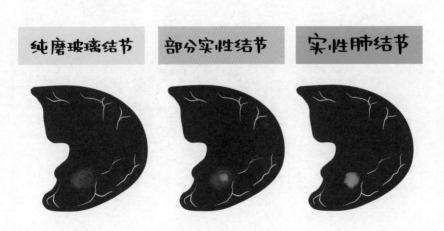

肺磨玻璃结节会消失吗

关于肺磨玻璃结节是否会消失，需要分情况来看。一般来说，只有当肺部有炎性或者有少量积血时，局部形成的磨玻璃结节，这种肺磨玻璃结节会消失，而其他大部分磨玻璃结节都不会消失。

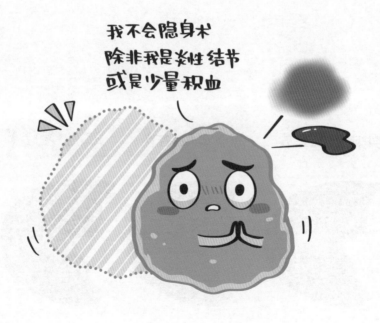

肺结节能治愈吗

如上所说，肺结节包含很多病理改变和疾病类型，这其中 80% 以上都是良性的，也就是说，大部分肺结节是不需要治疗的。当然，还有一小部分肺结节可能为恶性，即便是这一小部分考虑为恶性的结节，通过当下标准的外科手术治疗，也是可以治愈的。

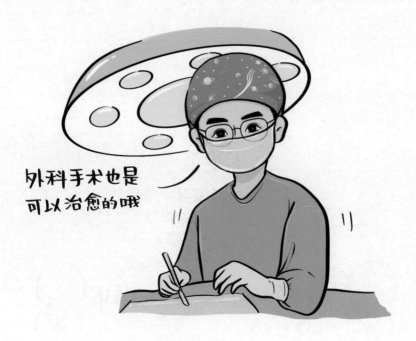

得了肺结节需要挂什么科

　　胸外科、影像科、呼吸科这三个科室都可以作为肺结节患者的初诊科室，因为肺结节更像是一个"盲盒"，我们需要在就诊过程中一步步排除干扰项来最终明确诊断。我们从肺结节这个"盲盒"中可能开出肺癌、肺结核、炎性假瘤等具体诊断结果，在这个过程中，胸外科医生对于肺癌的外科治疗更专业，影像科医生对于 CT 检查图像的判读更得心应手，而呼吸科医生对于肺癌、结核、肺部感染等疾病的鉴别会更有建树。因此，必要的时候找多个专业医生协同诊治，更有利于明确疾病诊断，有助后续治疗"一针见血"。

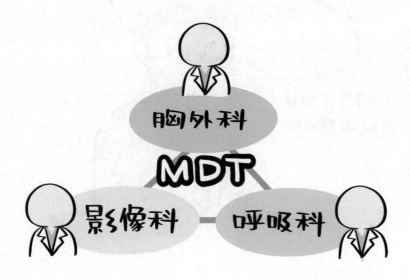

肺结节会不会传染

肺结节这个疾病的诊断并不是一个定性的描述，这个诊断只是提示我们，在患者的肺部有一个"可疑分子"，它可能是肺癌，也可能是肺结核，又或者只是一个普通的肺部炎症。我们往往需要更进一步的诊治来明确这个"可疑分子"的身份，如果在后续的诊疗过程中发现这个"可疑分子"其实是肺结核这种传染病，而且处于结核活动期，那这个结节是具有一定传染性的，而其他像是炎症、恶性肿瘤或者肺内淋巴结，则是不会传染的。

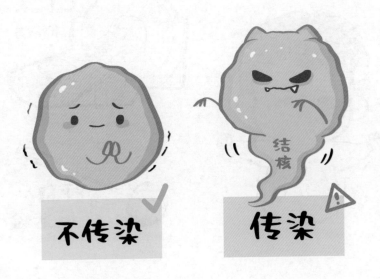

儿童发现肺部结节怎么办

对于结节小于 5 毫米且无潜在恶性疾病的儿童，偶然发现肺部结节无须进行影像学随访；对于结节大于 8 毫米者，则建议 CT 随访，如果在随访的过程中发现结节有增大的情况，可以考虑行肺部活检以明确诊断；对于合并有免疫缺陷、肿瘤等基础疾病的患儿，当发现肺部结节时，在患儿一般情况允许的条件下可以考虑进行肺部活检明确病变性质，行针对性治疗。

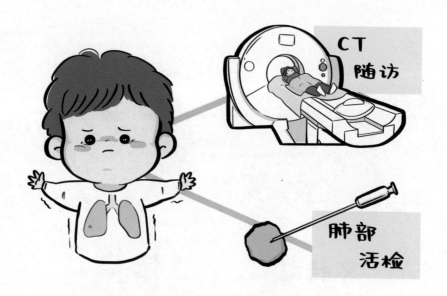

CT 随访

肺部活检

儿童肺结节会是恶性的吗

　　非肿瘤儿童的肺结节多小于 5 毫米，这种情况下一般为良性，恶性的可能性极低（目前与儿童肺结节相关的数据和流行病学调研资料非常少，可参考的资料也比较有限，还有待更多研究数据支持）。

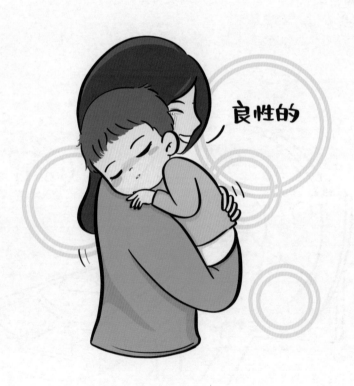

二、肺结节的检查手段

如何才能检查出肺结节呢

　　肺结节是现今比较常见的一种肺部病变，通常由胸部 X 线和胸部 CT 检查筛查发现。由于胸部 CT 检查的图像分辨率远高于胸部 X 线，且肺结节在 CT 检查中的成像更有助于肺结节良恶性的鉴别，因此，胸部 CT 检查尤其是薄层高分辨率 CT 检查已成为临床上筛查肺部结节的首选方法。

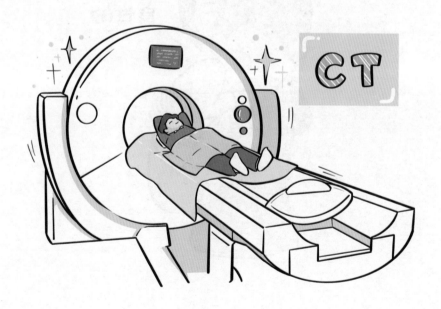

发现肺结节，有必要做 PET-CT 吗

对肺结节性质的辨别是临床医生在诊治过程中最重要的一个判断，PET-CT 检查是现今对肺结节良恶性鉴别的重要手段之一，尤其是在明确有无肿瘤转移和判断临床分期上有巨大优势。但 PET-CT 高昂的检查费用往往会对患者造成巨大的经济负担，临床医生对于是否需要完善 PET-CT 检查常常是比较谨慎的。

通常情况下，对于小于 1 厘米的结节，哪怕是恶性的，往往转移的概率也极小，我们通常不会建议完善 PET-CT 检查；对于大于 1 厘米，且实性成分大于 8 毫米的混杂磨玻璃结节或者实性结节，PET-CT 检查是比较有意义的。

不建议做PET-CT

<1cm的结节

建议做PET-CT

>1cm，实性成分>8mm的混杂磨玻璃结节或实性结节

如何鉴别肺结节的良恶性

首先，我们先看结节大小，如果结节在随访过程中体积增大了，那多半就要考虑恶性。其次，我们再来看形态，大多数恶性肺部磨玻璃结节整体形态为圆形、类圆形，若出现不规则形、多角形或出现扁平或平直的边缘，常常提示良性病变可能性大。最后，我们来看看恶性肺结节一些特殊的表现，恶性肺部磨玻璃结节多呈分叶状或有棘状突起、毛刺、胸膜凹陷等征象，而良性肺部磨玻璃结节多数无分叶，边缘可有尖角、纤维条索等。

所以，在判断肺结节的良恶性的时候，我们往往需要"以貌取人"。

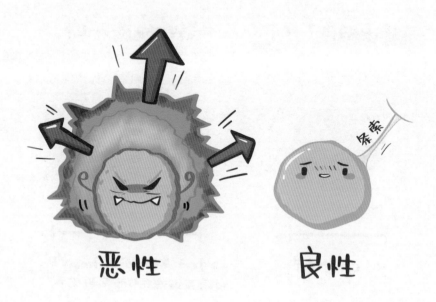

恶性　　　　　良性

三、肺结节 手术

发现肺部结节需要立即手术吗

发现肺部结节后应该找专业的胸外科医生或者呼吸科医生就诊，了解结节的情况，根据具体情况选择治疗手段。

我们来看看几种常见的肺结节处理意见。

病灶数量	病灶大小及性质	处理意见
单发	≤ 5 毫米的纯磨玻璃结节	建议 2 年 CT 随访一次
单发	5 ~ 8 毫米之间的纯磨玻璃结节	建议 1 年 CT 随访一次
单发	≥ 8 毫米的纯磨玻璃结节	建议 3 个月复查明确病变是否存在，如果持续存在，就每年复查一次 CT；如果该结节有明显恶性征象，建议手术切除
单发	≤ 8 毫米的混杂磨玻璃结节	建议 3 个月、6 个月、1 年进行 CT 随访，若无变化可每年随访一次，如果结节变大变实，则建议手术切除
单发	> 8 毫米混杂磨玻璃结节	建议首次 3 个月复查 CT 一次，如果结节持续存在，建议手术切除
单发	≤ 4 毫米的实性结节	可以不用随访观察
单发	4 ~ 6 毫米的实性结节	建议 1 年 CT 随访一次
单发	6 ~ 8 毫米的实性结节	建议 3 个月、6 个月、1 年进行 CT 随访，若无变化可每年随访一次，如果结节变大变实，则建议手术切除
单发	大于 8 毫米的实性结节	有恶性征象的，建议手术切除
多发	散在多发，大小不一，多为磨玻璃样或实性结节	以单个最大结节治疗方案为主，余肺小结节随访即可

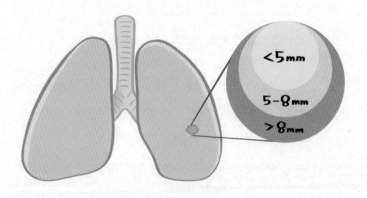

肺结节应做什么手术

肺结节的手术一般都选择微创手术，通过小小的洞就能把肺部结节连同周围的部分肺组织一起切掉。肺结节的微创手术主要分为肺楔形切除术、肺段切除术、肺叶切除术。胸外科医生会根据结节的位置、大小、密度、性质及患者的整体状况选择不同的手术方案。

一般来说，肺楔形切除（部分切除）手术时间基本在15 ～ 30 分钟；而肺段手术和肺叶手术一般需要 1 ～ 2 小时。如果有胸腔的广泛粘连，时间需要额外增加 2 小时左右。

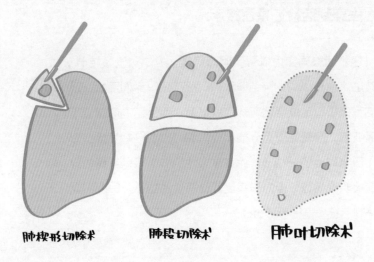

肺楔形切除术   肺段切除术   肺叶切除术

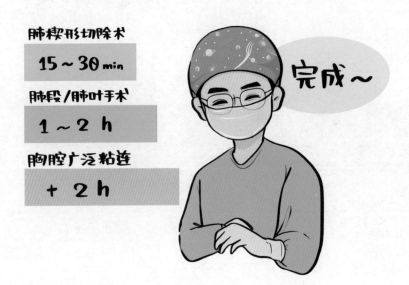

肺楔形切除术

15 ~ 30 min

肺段/肺叶手术

1 ~ 2 h

胸腔广泛粘连

+ 2 h

完成～

先穿刺活检还是直接手术

　　穿刺活检确实可以帮助明确病理，但是对于小结节，尤其是 1 厘米以内的肺结节我们一般不建议穿刺活检。因为结节太小，定位穿刺有一定的难度，而且还很可能穿不到癌细胞。穿刺完还有可能出现气胸、出血等并发症。对于 1 厘米以上的肺结节（尤其是实性结节）可以考虑先穿刺活检明确病理，但对于高度怀疑恶性的结节，一般不建议穿刺活检，直接手术治疗。

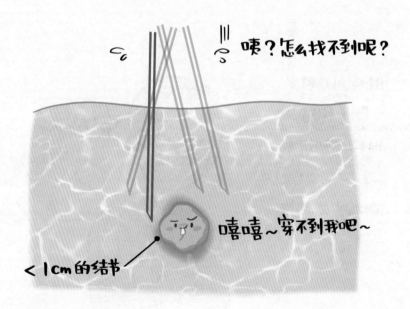

什么是微创手术

　　微创手术主要是相对于传统的开放手术来命名的。传统开放手术切口比较长，往往达到 10 ~ 15 厘米，对患者来说胸壁或者腹壁的损伤就比较大，而微创手术重在一个"微"字，切口大小一般为 2 ~ 4 厘米，主要利用胸腔镜、腹腔镜及相关微创手术器械，通过胸部或者腹部的一个或多个切开的小洞进行体内手术操作，其特点是创伤小、疼痛轻、恢复快。

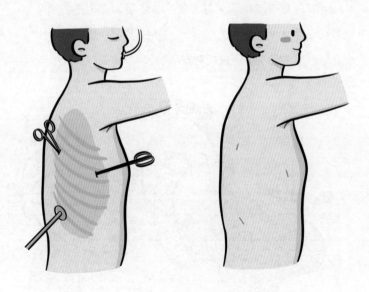

肺结节手术有哪些风险

肺结节手术的风险主要和具体的手术方式有关（手术方式由病变的部位、大小、性质来决定），肺组织切除得越多，带来的相关损伤就越大，相关的手术风险也就越多。

手术风险可以简单总结为以下几点。

1. 出血风险： 血管的损伤或者全胸腔粘连的广泛渗血。

2. 麻醉意外： 对于一些有心脑血管相关基础疾病的患者来说风险明显增加。

3. 找不到结节： 尤其是对于纯磨玻璃结节或者＜1厘米的结节，术中探查有一定的困难，因为有的结节的质地和颜色与周围正常肺组织一样，导致术中无法区分。

目前，肺结节的手术基本都是微创手术，相关手术风险较传统手术明显降低，除非一些特殊情况，基本很少出现比较严重的情况，还是相对安全的。

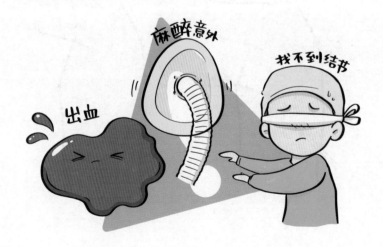

哪些肺结节需要手术治疗

- 大于 8 毫米的混杂磨玻璃结节，随访过程中，实性成分增加的。
- 大于 8 毫米的实性结节，有分叶、毛刺、胸膜牵拉、支气管充气征等恶性影像学征象的。
- 大于 2 厘米的纯磨玻璃结节或者在随访过程中结节增大、实性成分增加的。

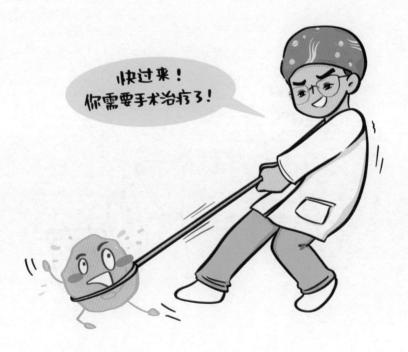

肺结节手术后应该如何保养

- 保护好伤口，3天换药一次，1个月内伤口处不能碰水。
- 加强营养，保持各种营养元素的均衡搭配，适度增加蛋白质饮食，比如多吃鸡肉、牛肉、鱼肉等，可以促进伤口愈合。
- 避免吃一些辛辣刺激、生冷的食物，多吃新鲜的蔬菜、水果和高蛋白食物。
- 注意保暖，避免着凉感冒，防止发生肺炎，适度活动，避免重体力劳动。

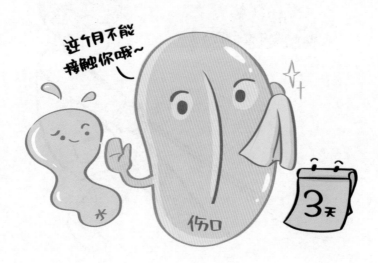

肺结节手术后多久可以工作

这个一般根据手术的大小和患者的工作性质决定。如果是做了肺楔形切除或者肺段切除术，且患者工作在室内，无须体力劳动，一般术后 1 ~ 2 个月可上班；若患者从事体力劳动或者在室外工作，建议休息时间延长 1 ~ 2 个月；如果做肺叶切除术，不管患者从事什么工作，都建议在家休养 3 个月以上再上班。具体时间根据患者的恢复情况和复查结果决定。

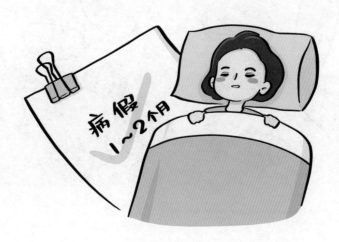

肺结节手术后吃什么好

　　术后需补充全面、均衡的营养，建议多补充优质蛋白质、低脂肪食物，如牛奶、鸡蛋、鸡肉、鱼肉、牛肉等；避免食用油腻食品，以免引起肠道吸收障碍，进而导致腹胀、便秘等；可以多吃一些富含膳食纤维的食物，比如茄子、冬瓜、南瓜、卷心菜等；还可以适当食用水果，如苹果、香蕉、火龙果等。

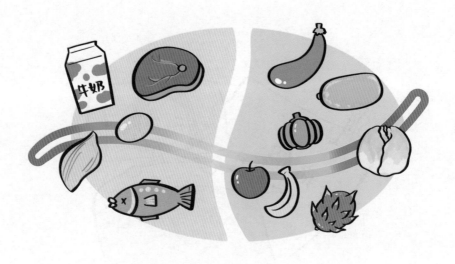

肺结节手术后有哪些后遗症

　　任何一种手术都会引起人体组织的结构及功能改变，这些便是后遗症。一般情况下，肺结节手术后不会有大的后遗症。短期内主要会出现气短，这是因为部分肺组织损失后，剩下的肺需要有个代偿的过程才能满足人体的正常生理功能，一般 2 ~ 3 个月即可恢复正常。

　　另一个比较常见的后遗症就是刺激性干咳，这个主要是由麻醉插管对气管黏膜损伤、支气管残端的刺激及术后气道高反应等因素引起，这种情况下建议口服止咳药水缓解症状，半年左右症状可以基本缓解。

　　还有一个比较常见的后遗症就是切口周围出现的麻木感及疼痛感，这个主要是手术时的切口会切断肋间神经，进而引起相关症状，一般半年左右可逐步恢复。

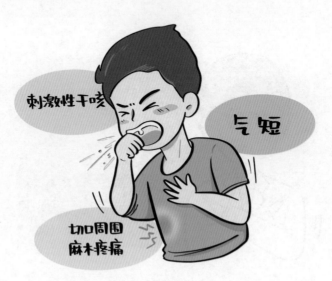

多发肺结节该怎么办呢

很多人检查后发现自己左右两侧肺部都有肺结节，非常焦虑，不知道该怎么办。"两边的肺结节都要切掉吗？""这么多结节，是不是会转移啊？"这一系列的问题也随之而来。其实，双侧肺结节和单个肺结节的观察和处理方式一样，对于＜5毫米的结节，不论多少个，只需要观察随访即可；对于单个或者多个大于8毫米的磨玻璃结节，在考虑恶性的情况下，建议评估后手术切除，其余的小结节不建议处理，继续观察随访即可；若遇到同侧肺有多发小结节，可根据多发结节的位置、大小、密度、患者的身体状态等众多因素，在条件允许且有必要时，可予以全部切除。此外，尽量在一次手术时处理一侧肺结节病灶，不推荐两肺结节同期处理。

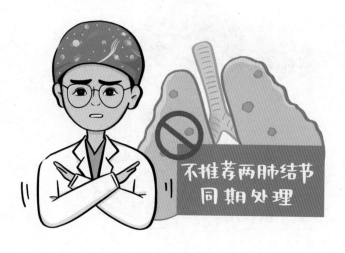

不推荐两肺结节
同期处理

肺结节术后总是咳嗽怎么办

　　肺结节术后咳嗽是一种常见情况，不必过分担心，只要不发热，一般问题不大，主要和以下几个因素有关：①气管插管导致的气道黏膜损伤；②胸腔积液刺激胸膜；③手术后肺残端的刺激（含有金属闭合钉）；④气道高反应引发的哮喘。

　　如果反复出现刺激性干咳，这几个好办法可以试试：①术后一定要改善不良的生活习惯，戒烟、远离二手烟；②避免吸入厨房炒菜的油烟；③外出尽量戴口罩，避免因空气污染引起气道高反应性；④如果家里刚装修不久，尽量使用室内净化器净化空气；⑤必要时可以口服止咳药水或复方甲氧那明等。

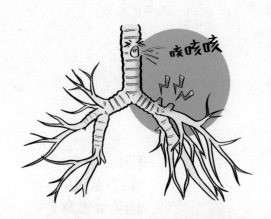

　　上述措施的前提是排除肺炎，如果有肺炎应当尽早去医院就诊。

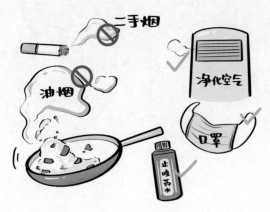

肺结节手术后为什么要积极咳嗽、咳痰

　　肺部手术后胸腔里面每天会产生一定的渗出液和气体，当渗出液和气体较多时，会引起胸闷、憋气、发热等不适，有效的咳嗽可以帮助肺复张，促进这些液体和气体排出体外，缓解症状。还有一个重要的原因是，患者经历了全麻、气管插管、肺部手术后，肺部每天会产生一定痰液，当这些痰液较多时会阻塞我们的气道，影响我们的呼吸，严重的时候会引起肺部感染，所以需要在术后第一天就开始有效咳嗽、咳痰，减少相关并发症。

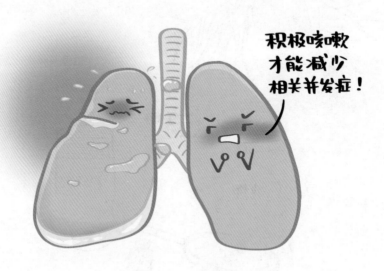

肺结节术后需要注意什么

- 术后第 1 天鼓励咳嗽、咳痰,促进肺复张及痰液、积液的排出。

- 术后 3～5 天换药一次直至拆线。

- 术后 3 周拆线。

- 术后 1 个月切口不可碰水。

- 出院后若切口持续有水流出,建议立即去医院处理切口,有条件者最好去找手术的医生协助处理。

- 术后 1 个月需要到医院复查。

- 出院后短期禁食辛辣刺激的食物。

- 多摄入高蛋白质、低脂肪食物,如鸡肉、鱼肉、牛肉等。

- 积极补充绿色蔬菜及各种新鲜水果。

- 出院后适度活动,避免长期卧床。术后 1～2 个月建议以走路锻炼为主;术后 3 个月后可以开始慢跑锻炼。

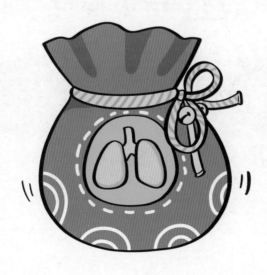

四、肺结节患者的日常管理

随访时肺结节出现变化怎么办

恶性提示

1. 结节体积增大。

2. 结节稳定并密度增高。

3. 结节稳定或增大，并出现实性成分。

4. 结节缩小但病灶内实性成分增大。

5. 结节具备其他形态学的恶性征象。

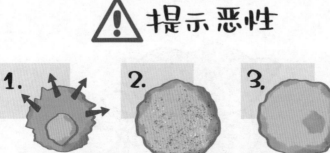

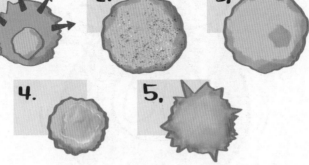

良性提示

1. 病灶形态短期内变化明显，无分叶或出现极深度分叶，边缘变光整或变模糊。

2. 密度均匀，密度变淡。

3. 随访中病灶缩小（密度没有增高）或消失。

4. 随访中病灶迅速变大（倍增时间＜15天）。

5. 病灶长期稳定，但实性结节2年无变化。

提示良性并不适用于磨玻璃结节（GGN），因处于原位腺癌（AIS）和微浸润性腺癌（MIA）阶段的磨玻璃结节可以长期稳定，所以这里的"长期"指的是更长的时间，但究竟多长时间稳定提示良性，还需要更加深入的研究。

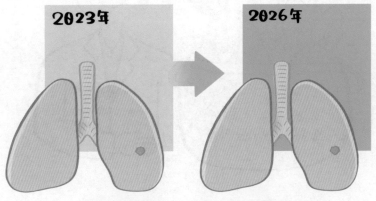

随访3年，结节无明显变化

得了肺结节，饮食方面需要注意什么

其实这个问题大家都很关注。从西医角度讲，肺结节患者没有特别的饮食禁忌，这里建议大家健康饮食，比如多吃蔬菜和水果，可以降低患癌症的风险。这一点很重要，不仅是对肺结节，对其他疾病的防治都有益处。

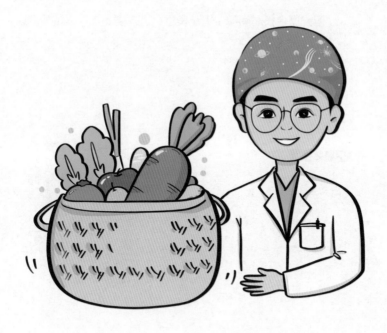

得了肺结节可以抽烟喝酒吗

　　吸烟的危害其实大家都知道，烟草里面含有的尼古丁、焦油等几百上千种化合物可以直接引起肺部病变，导致多种恶性肿瘤发生。对肺结节来说当然也不例外，烟草中的化合物可以引起肺结节的恶变。

　　目前，临床上没有明显的证据显示喝酒会刺激肺结节的生长，但我们不可忽略酒精这个致癌因素，不建议养成喝酒的习惯。

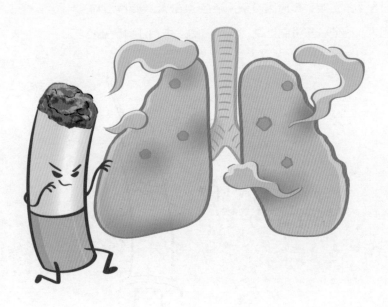

接种新冠疫苗会引起肺结节吗

有一位 30 岁的年轻女性，得了肺结节，来咨询医生："我以前没有肺结节的，自从打了新冠疫苗，后来检查肺部 CT，就查出肺结节了。医生，我这个肺结节是不是新冠疫苗导致的啊？"

从目前的研究来看，新冠疫苗和肺结节之间没有因果关系。疫苗主要作用于人体的免疫器官，而非直接作用于肺部，并且接种 2 针或者 3 针的基本都是灭活疫苗或重组疫苗，都不会感染肺组织从而导致结节。肺部结节的产生是一个长期、慢性的病变过程，受身体因素、环境因素、心理因素影响，其原因复杂，炎症、结核、感染等为主要因素。因此，从机制上说，肺结节的发生和注射新冠疫苗是没有关系的。

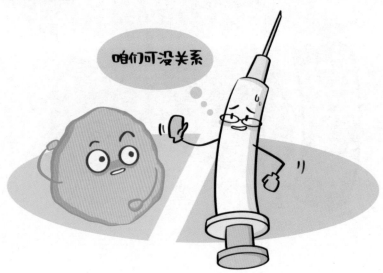

患肺结节后能接种新冠疫苗吗

这个需要根据肺部结节的性质而决定。

如果是恶性结节，且最近考虑需要手术干预或者进行放、化疗治疗，这个时候就不建议注射新冠疫苗。

如果考虑是良性结节，是由炎症、感染、结核等引起的肺结节，需要抗炎或者抗感染、抗结核治疗时，不建议在当下注射新冠疫苗，可以等治疗结束后再注射疫苗。

而对于一些陈旧性的钙化灶或者小于 5 毫米的微小结节等，是可以立即打疫苗的。

综上所述，可以简单总结为：如果你近期正在进行相关疾病治疗，则不建议接种新冠疫苗。

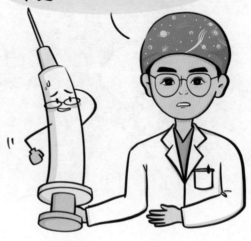

肺结节和养宠物有关吗

　　很多人都喜欢养宠物，尤其喜欢"撸猫""撸狗"，可以缓解压力、改善情绪，增加生活乐趣。但是养宠物也存在一定的弊端，可能和肺结节的形成有关。

　　我们都知道，动物的毛发和皮屑是很容易掉落的，尤其是猫，这些掉落的毛发和皮屑很容易被主人吸入肺中，引起肺的炎症和瘢痕组织，从而形成肺结节。另外，一些病毒或者细菌也可以通过宠物传染给人，从而导致肺结节。尽管存在这些可能性，但总体的发生率还是很低的。

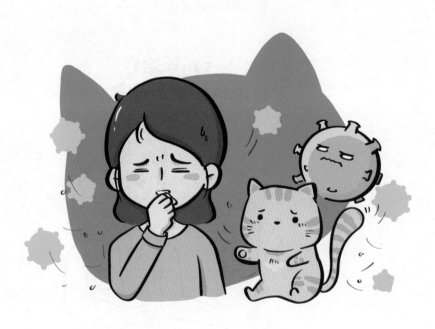

电子烟会引起肺结节吗

当然会，电子烟就像是一个缩小版的雾化器，它是一种通过雾化等手段，将含尼古丁的烟油等变成蒸汽的电子产品。电子烟的烟油主要由三种物质构成：尼古丁、香精香料、丙二醇或丙三醇等载体。除此之外，电子烟的烟油中还含有乙醛、丙烯醛和甲醛等各种危险化学品。虽然电子烟中的有害物质相较于传统香烟会少一点，但是这些物质依旧会持续对肺组织造成损伤，进而引起肺结节、肺炎、慢性阻塞性肺疾病、间质性肺病、肺癌等多种肺部疾病。

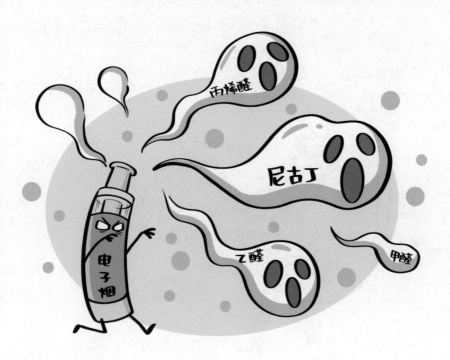

医患对话之肺结节

"医生，我不抽烟、不喝酒，生活习惯也很健康，我怎么会有肺结节啊？"

"确实一些患者，特别是女性患者，是大家口中所谓的'白骨精'（白领、骨干、精英），平日生活习惯良好，没有不良嗜好，也发现了肺结节。其实，肺结节的发生也和情绪、压力、基因等有一定的关系，城市里的年轻人往往因为工作、生活、家庭、孩子等多种因素，心理压力过大，引起情绪不良等，可能导致肺结节发生。"

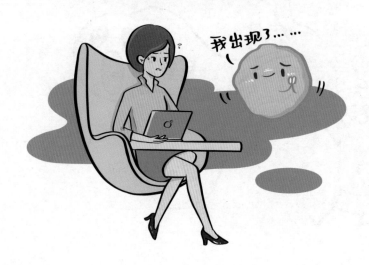

"医生，现在很多人去体检，发现都有肺结节，这是怎么回事啊？"

"随着 CT 检查设备的不断更新及发展，其分辨率越来越高，组织显影也更加清晰，对于小于 5 毫米的结节，甚至 1～2 毫米的结节都清晰可见。因此，我们在体检做胸部 CT 检查后，就会发现报告上经常会提示肺结节，大家也都比较担心。其实，这些结节中 80% 以上都是良性的，尤其是小于 5 毫米的结节，可以完全不予理会，安心工作，踏实生活，保持健康心态才更重要。"

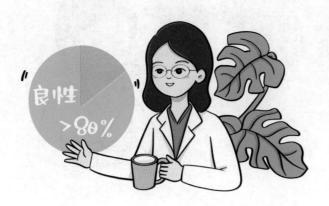

"医生，我有肺部磨玻璃结节，要随访，半年、1年、2年……什么时候是个头啊？"

"肺磨玻璃结节在短期的CT随访过程中可能变化不明显，但并不意味着肺结节没有变化。肺部的纯磨玻璃结节通常需要800多天体积才会增大一倍，混杂的磨玻璃结节往往400余天就能实现体积的倍增。因此，肺磨玻璃结节不管随访5年还是8年，以后仍然有可能继续增大恶变，有的人5年有变化，有的人可能8年、10年才有变化，所以仍然得继续随访下去。"

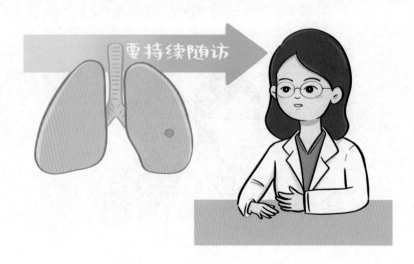

要持续随访

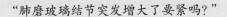
"肺磨玻璃结节突发增大了要紧吗?"

　　"首先我们要知道,这个肺结节究竟增大了多少。这个数值很重要。并不是所有增大的结节都是有问题的。肺结节增大有两种情况,一是测量误差,二是肺部磨玻璃结节确实长大了。

　　先来说说测量误差。测量误差有以下三种情况。

　　1. 不同医生测量误差: 其实,每个结节的测量都是通过人工手动在电脑上面进行测量的,每个结节往往有不同层面,并且是不规则形状的,这就导致不同的医生可能测量的是不同的界面,因此会存在 1 ~ 2 毫米的测量误差,这属于正常,不能判定结节增大。

　　2. 同一医生测量误差: 一般来说,在同一家医院找同一个医生测量结节的大小进行诊断治疗,这种情况下误差相对就会明显减少很多,但医生是通过手工测量结节大小,偶尔也会出现一定误差,这种误差一般在 1 ~ 2 毫米之内,这个误差也是正常的,同样不能判定结节增大。

3. 不同医院不同医生的测量误差：这种情况下出现测量误差比较普遍，因为每个医院的 CT 检查设备都不一样，做的肺部 CT 的层面也往往不一样，再加上不同的医生测量的习惯不一样，往往都会导致 2 毫米左右的误差，这种情况下出现的结节大小测量不一致基本也属于正常情况。

再来说说肺部磨玻璃结节确实长大的情况。一般情况下，肺部磨玻璃结节长得比较慢，不会在短时间内突然增大，几个月内就增大很明显的反而提示是炎性结节，也就是良性结节。当然，如果患者在 1 ~ 2 年的随访过程中，发现磨玻璃结节明显增大 5 毫米以上，并且实性成分增加、密度增大，那就要当心了，可能预示着结节已经在加速生长，并且反映出恶性可能性较大。"

测量误差

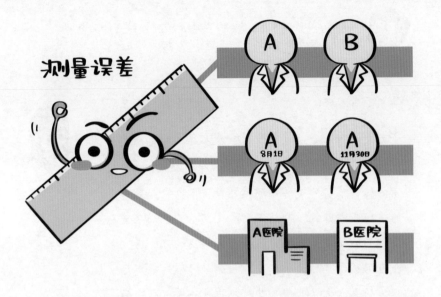

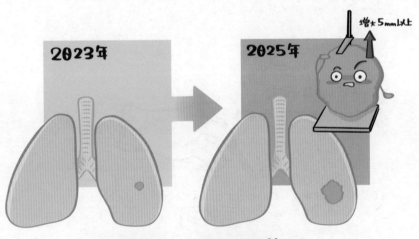

随访2年，结节明显增大

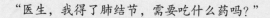
"医生，我得了肺结节，需要吃什么药吗？"

"事实上，大多数肺结节是不需要吃药的，临床医生需要根据具体情况来具体分析，根据肺结节的性质来制定治疗方案。例如有些人CT上显示的肺结节实际是肺内的淋巴结，本身就是肺部的一种正常结构，自然不需要吃药治疗。如果是恶性的肺结节，只能通过手术来解决问题，医生会根据肺结节的大小和表现出的'习性'来制定具体的手术方式。例如某位患者有一个8毫米的磨玻璃结节，而且位置靠近肺的表面，只需要通过肺楔形切除就能实现根治目的。"

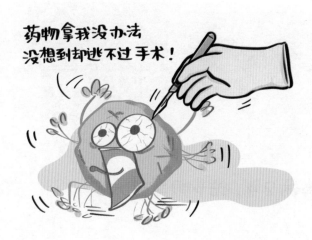

"医生，我最近胸痛，是不是肺结节引起的？"

"很多患者都会问此类问题，大家对肺结节还是有很多误解。肺结节一般都长在肺内，通常是不会引起胸痛症状的，只有肺部的肿块很大的时候，肿块侵犯了壁层胸膜才会引起胸痛的症状。其实胸痛的原因有很多种，比如心绞痛、心肌梗死、肋间神经痛、肺炎、胸膜炎、气胸等，建议出现胸痛症状时，及时到医院就诊，明确原因。"

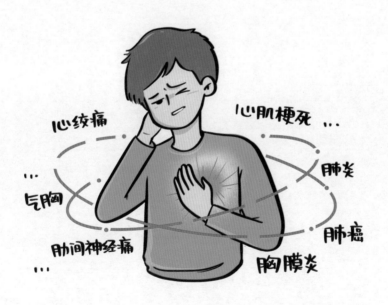

第二话

肺　癌

一、带你认识 肺癌

肺癌有哪几种常见类型

　　根据世界卫生组织发布的肺部肿瘤分类标准，原发性肺癌分为腺癌、鳞癌、小细胞肺癌、腺鳞癌、大细胞肺癌、类癌、肉瘤样癌等类型。其中，腺癌占比最高，占肺癌总数的 40% ~ 60%，且以女性为主；鳞癌次之，占比约为 20%，以男性为主；小细胞肺癌占比排名第三，为 15% ~ 20%。

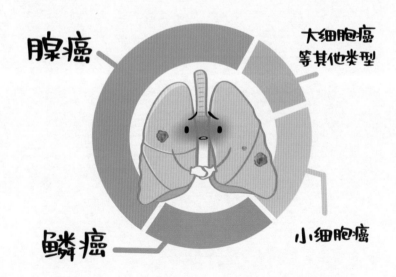

腺癌

大细胞癌
等其他类型

鳞癌

小细胞癌

什么是早期肺癌

　　根据国际上通用的《恶性肿瘤 TNM 分类法》中的分期标准，属于 I 期的都是早期肺癌，I 期又分 I_A 和 I_B。简单来说，从肿瘤大小来看，小于等于 4 厘米的肿瘤，且不伴有淋巴结转移的都属于早期肺癌。

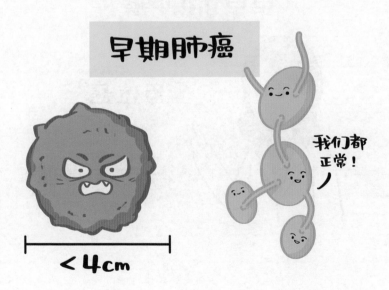

什么是"早早期"肺癌

　　"早早期"肺癌主要是指原位癌、微浸润性癌。因其预后好，且有其独特的生物学特点，我们习惯称之为"早早期"肺癌。

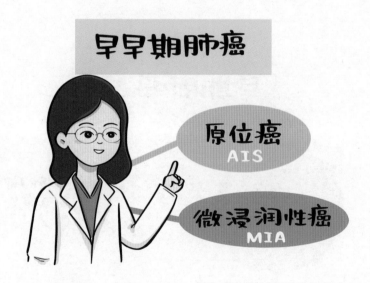

"早早期"肺癌分哪些类型

不典型腺瘤样增生（AAH）

不典型腺瘤样增生为细支气管壁和肺泡壁增生的不典型Ⅱ型肺泡细胞或 Clara 细胞（终末细支气管上皮的一种细胞），在病理上属于肺末梢组织的局灶性增生，是一种癌前病变，治愈率达 100%。

原位癌（AIS）

原位癌在影像学上表现为磨玻璃结节，而且以纯磨玻璃结节居多，边缘光整，病理上沿着肺泡壁呈贴壁式生长为主，无基质、血管、胸膜的侵袭。肺部非典型腺瘤性增生及原位腺癌已经被剔除肺恶性肿瘤的范围，被归为腺体前驱病变范畴，属于腺体损害前病变。

微浸润性腺癌（MIA）

微浸润性腺癌是介于原位癌和浸润性腺癌之间的一种状态。影像学上主要以磨玻璃结节为主要表现形式，病理表现为贴壁式生长，突破基底膜，浸润范围一般 ≤ 5 毫米，无基质、血管、胸膜的侵袭。MIA 是很早期的癌，不会远处转移，通过手术可以达到根治，术后无须化疗或放疗，5 年无疾病生存率接近100%。

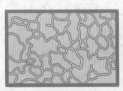

正常肺泡结构

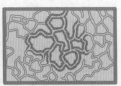

原位癌

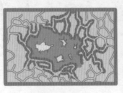

微浸润性腺癌

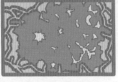

浸润性腺癌

肺癌的高危人群有哪些

年龄≥40岁且具有以下任一危险因素者，是肺癌的高危发病人群：①吸烟≥20包/年（或400支/年），或曾经吸烟≥20包/年（或400支/年），戒烟时间<15年；②有环境或高危职业暴露史（如石棉、铍、铀、氡等接触者）；③合并慢阻肺、弥漫性肺纤维化或既往有肺结核病史者；④既往罹患恶性肿瘤或有肺癌家族史者。

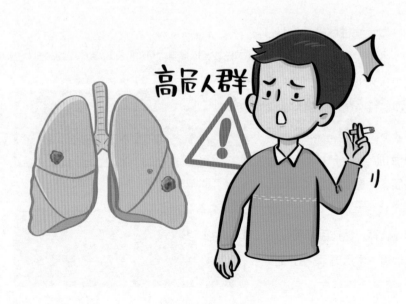

二、肺癌的预警信号和诊断

肺癌的常见症状有哪些

　　并不是所有的肺癌患者都有症状表现，有的有症状，有的没有症状。

　　一旦出现以下这些症状，我们一定要留心：①反复咳嗽、咳痰；②痰中带血丝或者咳血；③固定部位的胸痛或后背痛；④明显消瘦；⑤颈部出现肿大淋巴结；⑥出现杵状指，即手指末端肿大。

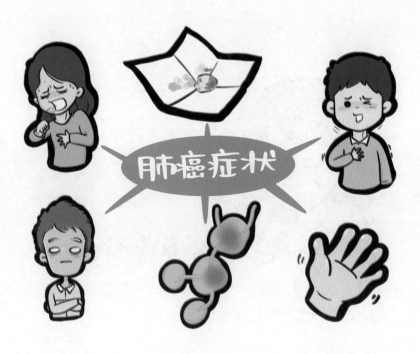

反复咳嗽就是患肺癌了吗

我们都知道，很多老烟民会经常咳嗽，所以他们对咳嗽也习惯了，不会当回事，因此会错失很多发现肺癌的时机。

因此，如果突然出现顽固性刺激性干咳，不管您吸烟还是不吸烟，经过抗生素治疗后还没有好转，要尤为当心，及时到医院完善相关检查。

这里要注意与慢性支气管炎的咳嗽区分开，慢性支气管炎的主要症状是咳、痰、喘，发作连续两年以上，而肺癌的咳嗽是顽固性刺激性干咳。

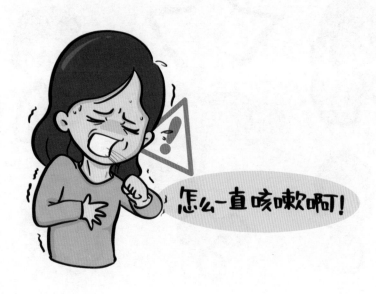

为什么痰中带血要当心患肺癌

前面讲到了，咳嗽是肺癌患者比较常见的症状，但也是比较容易忽略的症状，很多人并不在意，等到咳嗽咳出血了，也就是痰中带血了，他们才知道害怕，才会来医院就诊。其实，很多肺癌患者的肿瘤最早就是起源于支气管内膜上皮的肿块或是中央型肺癌，容易出现痰中带血或者咳血的表现。出现痰中带血主要机理是肿瘤侵犯了支气管毛细血管，导致血管破裂出血，与痰液混合在一起。因此，如果出现痰中带血，一定要小心，及时到医院完善检查。

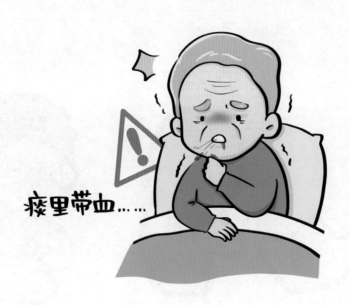

痰里带血……

肺癌晚期有哪些症状

1. 疼痛： 主要是肿瘤侵犯胸壁引起胸部的疼痛感，并且持续加重。如果肿瘤侵犯周围神经，还会引起相关肢体疼痛；如果发生了骨转移，会引起侵犯部位的骨性疼痛感。

2. 胸闷、气促： 肺部肿瘤过大或者出现相应的胸腔积液会压迫肺组织，影响肺的呼吸功能，导致胸闷、气促。

3. 咳血： 肿瘤侵犯肺部细小血管导致其破裂，会出现反复咳血。出现咳血要特别小心，容易出现窒息、休克进而危及生命。

4. 水肿： 当肿瘤侵犯纵隔，压迫上腔静脉，就会引起颈部静脉血液回流不畅，导致面、颈部水肿。

5. 转移： 常见的有转移至脑部、骨、肝脏等器官，会引起相应器官功能障碍，严重时会危及生命。

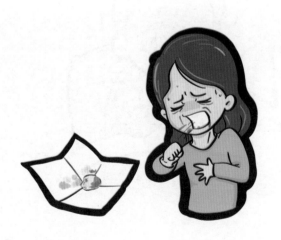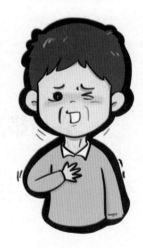

与肺癌相关的常见肿瘤标志物有哪些

肿瘤标志物是肿瘤细胞在发生、发展甚至迁移的过程中产生并释放到人体的化合物。其对于早期发现无症状肿瘤及肿瘤复发监测起到重要的作用，是肿瘤重要的辅助诊断指标。常见的肺癌相关肿瘤标志物有以下几类。

1. 癌胚抗原（CEA）： 其指标升高常见于肠癌、胰腺癌、肝癌、甲状腺癌、乳腺癌、肺癌、卵巢癌等；肺癌的阳性率为 50% ~ 80%，以腺癌最为显著；CEA 水平随临床分期的进展而升高；还可用于肺癌治疗的疗效判断和复发监测，血清 CEA 持续升高，提示着预后不良，治疗有效者其浓度可恢复至基线水平。

2. 细胞角蛋白片段 19（CYFRA21-1）： 其对肺鳞癌有较高的灵敏度和特异度；血清 CYFRA21-1 水平与肺癌临床分期的进展相关；当 CYFRA21-1 和 NSE 同时升高，提示大细胞肺癌可能性大；CYFRA21-1 与 NSE 联用对小细胞肺癌患者的预后预测有重要价值。

3. 鳞状上皮细胞癌抗原（SCC-Ag）： 其对鳞癌有很高的特异性，并随疾病进展而升高；诊断鳞癌的阳性率高达 60%。

4. 神经元特异性烯醇化酶（NSE）： 小细胞癌患者血清 NSE 水平显著增高，并且其对小细胞肺癌的治疗效果和复发监测有重要意义。

5. 胃泌素释放肽前体（ProGRP）： 其水平升高多见于神经内分泌源性肿瘤，包括小细胞肺癌、类癌，以及具有神经内分泌特性的未分化大细胞肺癌等；其对小细胞肺癌有较高的灵敏度和特异性，也被广泛应用疗效监测及预后评估；在监测化疗效果和治疗后复发中的效果优于 NSE。

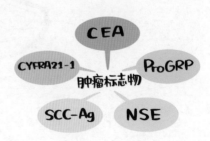

"滴血验癌"是真的吗

"滴血验癌"是我们老百姓的讲法，实际上医院是通过检测患者血液循环系统中的游离癌细胞来明确癌症的，这一技术也叫循环肿瘤细胞（CTC）检测技术。这一技术对肺癌检测的灵敏度可达 80.2%，特异度可达 88.2%。一般需要通过 CTC 技术联合胸部 CT 检查，这样可以大大提高肺癌诊断的特异性。

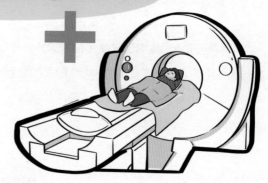

三、肺癌的精准治疗

如何治疗肺癌

对于肺癌，最佳治疗是以手术为主的多学科综合治疗。肺癌分为Ⅰ、Ⅱ、Ⅲ、Ⅳ四期。对于Ⅰ期和Ⅱ期肺癌，主要采用手术治疗，必要时在术后辅助化疗或放疗。对于Ⅲ期肺癌，目前主流是新辅助治疗，即放化疗或联合免疫治疗、靶向治疗，再加上手术治疗。对于Ⅳ期肺癌，基本不考虑手术治疗了，主要以放化疗或联合免疫治疗、靶向治疗为主。

Ⅰ期 & Ⅱ期	手术治疗，必要时术后辅助化疗或放疗
Ⅲ期	新辅助放化疗或联合免疫治疗、靶向治疗+手术治疗
Ⅳ期	放化疗或联合免疫治疗、靶向治疗

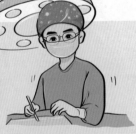

得了肺癌可以只吃中药治疗吗

很多肺癌患者经常因为受到周围亲戚朋友的影响而拒绝手术、反感化疗，于是很多患者会来问医生："可以只通过中药来治疗肺癌吗？"

中医药治疗更加注重患者的整体，扶助正气，增强身体免疫力，对抗癌是有一定的效果的。但是如果仅仅单纯依靠中药治疗，效果是很有限的。目前治疗肺癌的方式有很多，医生更建议中西结合的方式，对肺癌治疗效果会更好。

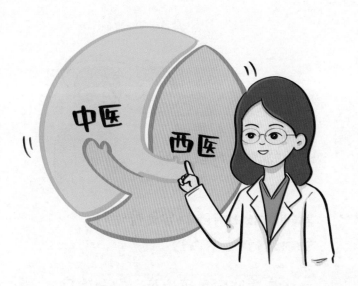

肺癌手术怎么做

目前，大多数肺癌的手术主要是在胸腔镜下进行的微创手术，部分难度比较大的则需要开胸手术，根据肺部病变的位置及大小可分为局部、肺叶和全肺切除术。

局部切除术包括楔形切除和肺段切除，适用于早期肺癌或者肺功能较差的高龄老年患者。肺叶切除主要适用 II 期及部分 III 期的患者，如果肿瘤累及其他肺叶，可行双肺叶切除。如果肿瘤较大，累及中央支气管或者动静脉，则需要行全肺切除术。

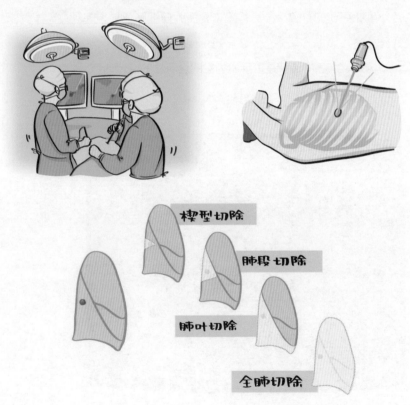

楔型切除

肺段切除

肺叶切除

全肺切除

为什么有的肺癌手术后需要化疗

肺癌手术后是否需要化疗主要看肺癌的分期。

对于中晚期的肺癌来说，术后是需要化疗的，因为中晚期肺癌患者的癌细胞并不是单独作战，它就像军队一样，既有"大部队"集体作战，也有"散兵"通过血液、淋巴液去往全身各处搞"偷袭"，然后在身体局部生根发芽。外科手术主要解决肿瘤的"大部队"，而对于跑到全身各处的"散兵"（微转移）却没有办法。化疗则是通过血液向全身各处可能存在的"散兵"进行攻击，使肿瘤细胞死亡，降低复发率。

因此，肺癌的治疗是以手术为主的全身性的综合治疗。

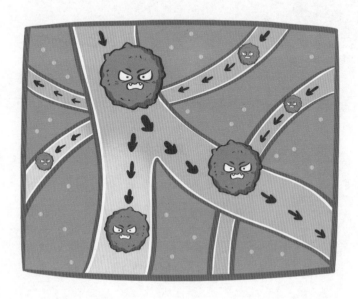

基因检测是什么

　　部分患者肺癌的发生和基因突变有着非常密切的关系，通过基因检测能够明确是否发生基因突变，从而对肺癌的治疗提供指导作用。

　　我们利用一些特殊的技术手段，对血液、组织、细胞或其他体液进行遗传信息分析检测，了解基因突变情况及其表达功能是否正常，明确病因。

　　目前，基因检测主要针对中晚期（Ⅱ～Ⅲ期）肺癌患者，指导其术前新辅助治疗及术后辅助治疗的用药。而部分Ⅰ期患者是否需要长期维持靶向治疗仍需更多的临床研究结果来解答。

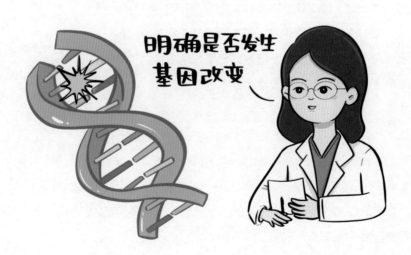

明确是否发生基因改变

什么是靶向治疗

近年来，随着分子生物学技术的发展和人们对癌症发病机制的进一步认识，肿瘤靶向治疗已经进入了一个全新的时代。这个领域的发展很快，在临床取得了很好的效果。

通俗来讲，靶向治疗就像用一把"神奇的手枪"精确地瞄准已经明确的致癌基因位点（也就是靶标），从而杀死癌细胞，而不影响周围正常组织。

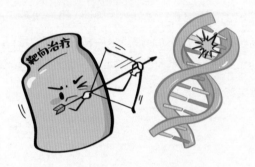

寻找这个致癌基因位点的方式就是基因检测技术。

相对于术后辅助化疗，靶向治疗确实有很多优势，不仅反应小，耐受性好，而且效果也是非常不错的，很多老年患者很抗拒化疗或者无法耐受术后辅助化疗，这个时候如果可以有机会使用靶向药物，对这样一部分人群确实增加了他们的选择性并延长生存时间。对于早期肺癌手术后，我们应该更加关注其病理亚型，对于含有实体型和微乳头型的病理亚型（高危因素），即使是早期肺癌，还是建议术后靶向治疗的。而对于中晚期的肺癌患者，如果有匹配的靶向药物，优先建议靶向治疗。

肺癌常见的靶向药物有哪些

目前常见的靶向药物主要是针对 EGFR 突变和 ALK 重排的靶向药物。

EGFR 突变主要包括 19 外显子缺失和 L858R 突变，占 EGFR 突变的 90%，常见药物有：一代的吉非替尼（易瑞沙）、厄洛替尼（特罗凯）、埃克替尼（凯美纳）等，三代的奥西替尼（泰瑞莎）、阿美替尼等。

对于 ALK 重排的常见药物有：一代的克唑替尼（赛可瑞），二代的塞瑞替尼（赞可达）、阿来替尼（安圣莎）、布格替尼（上市，非医保）、恩沙替尼等，三代的洛拉替尼（上市，非医保）。

另外，还有一种就是抗血管生成类靶向药物，如抗 VEGF（血管内皮生长因子）的大分子单抗类药物贝伐珠单抗，小分子 VEGF 受体的抑制剂安罗替尼和重组人血管内皮抑制素恩度。

与化疗这种"遇神杀神，遇鬼杀鬼"的治疗方式相比，靶向药物的不良反应明显少很多，而且患者容易耐受。靶向药物的常见不良反应有皮疹、腹泻、呕吐等，出现这种状况时，可以吃点抗过敏药及止泻药对症支持治疗，如果症状比较严重，就需要立即停药。

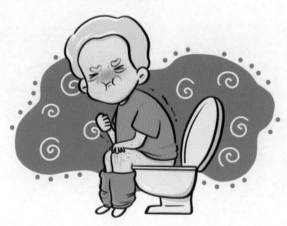

人体的免疫系统可以通俗地理解为安保系统，在免疫系统中，有很多免疫细胞，比如 T 细胞、B 细胞、单核吞噬细胞等。在这些细胞中当属 T 细胞最为骁勇善战，它有两个重要作用，一是抵御外来侵犯敌军，二是消灭体内自身有害物质。人体为了避免 T 细胞盲目自信、乱杀误杀（免疫过度），就在 T 细胞身上装了一个开关（PD-1），用于识别敌友。有些肿瘤细胞非常"聪明"，能够辨别这些开关和暗号，可以顺利逃过 T 细胞的检查，肆无忌惮地在身体里无限繁殖。

科学工作者针对这种情况研制出了 PD-1 免疫抑制剂，可以抢先和 T 细胞的 PD-1 对上暗号，帮助 T 细胞识别肿瘤细胞，这样肿瘤细胞就无处藏身，被 T 细胞军团消灭。

总结一下，免疫治疗就是通过刺激人体的免疫系统，使免疫系统重新启动并对癌细胞进行攻击，以达到消灭肿瘤的目的。

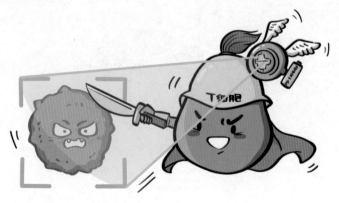

小细胞肺癌该如何治疗

小细胞肺癌在肺癌里面属于特别"调皮"的一种类型，喜欢全身各处跑来跑去，容易复发、容易转移，且预后差。小细胞肺癌主要分为局限型和全身型。传统的小细胞肺癌治疗策略是以化疗为中心的综合性治疗方案。近年来，随着免疫治疗的应用，小细胞肺癌患者迎来了新的希望，免疫治疗与化疗相结合的方式，明显延长了患者的生存期。

对于局限型小细胞肺癌，一般采用"三明治"疗法，即新辅助化免联合 + 手术 + 术后辅助（放、化、免）；对于全身型小细胞肺癌，推荐系统性化疗联合免疫 + 局部病灶放疗。

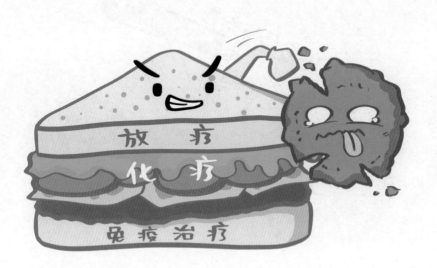

为什么手术前要先做新辅助化疗联合免疫治疗

对于一些局部晚期的肺癌患者（特别是肺鳞癌或者小细胞肺癌），他们的肿瘤都长得很"肥胖"，往往压迫了周围的组织或者血管，直接手术风险较大，而且存在无法完整切除的可能。这时医生通常会建议先进行2～4次的化疗联合免疫治疗，其目的是将胖胖的肿瘤削成瘦瘦的肿瘤，这样就可以创造出手术时机，方便医生在手术中更加彻底地切除肿瘤。

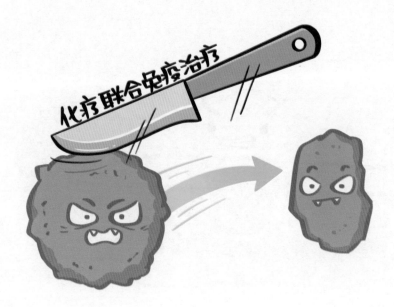

四、肺癌术后那些事

肺癌手术后一般需要住院多久

肺癌手术后一般住院 5 ~ 7 天，具体时间需要根据手术方式、术后患者恢复情况，以及是否出现相应的并发症决定。

肺癌的手术目前大多采用微创手术，因此，绝大多数患者术后恢复还是比较快的。

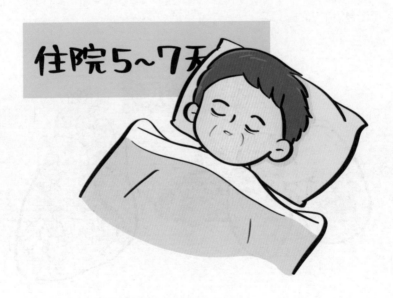

肺癌手术后的并发症有哪些

1. 呼吸道并发症： 如痰液潴留、肺不张、肺炎、呼吸功能不全等。尤以年迈体弱者和既往有老慢支、肺气肿者发病率较高。因手术后伤口疼痛，患者不能有效咳嗽，痰液留积构成气道堵塞、肺不张、呼吸功能不全。

2. 术后出血、脓胸及支气管胸膜瘘： 其发病率很低。手术后血胸是一种后果严重的并发症，须紧急救治，必要时应及时再次剖胸止血。

3. 心血管系统并发症： 一些年迈体弱或者手术创伤较大的患者易在肺癌术后出现低血压、心律失常、心包填塞、心力衰竭。

尽管确实存在这些并发症的风险，但大多数患者恢复得还是很不错的。

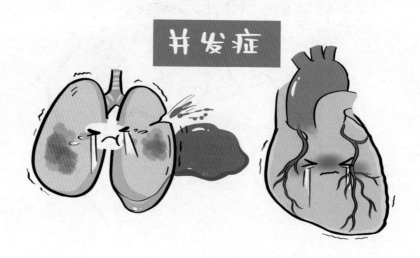

肺癌术后患者身上带的管子是什么

　　这根管子就是医生平时说的胸腔引流管，留置胸腔引流管的目的是引流手术后胸腔每天产生的液体及气体，这样可以帮助患者快速肺复张，达到正常的肺功能状态，促进心肺有效循环，所以手术后一定要保护好这根管子，避免不慎脱落。

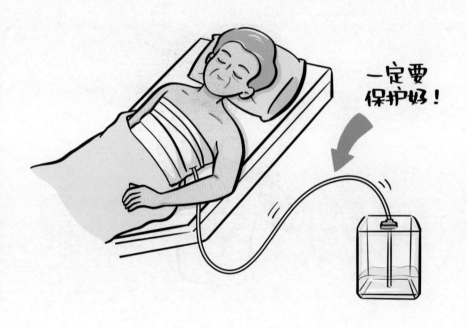

肺癌术后总是咳嗽怎么回事

不少肺癌患者在术后都会出现反复咳嗽，患者和家属就会比较担心，怕出现严重的问题。其实，咳嗽是肺癌手术后一种常见情况，和以下几个因素有关：①气管插管导致的气道黏膜损伤；②胸腔积液刺激胸膜；③手术后支气管残端的刺激（含有金属闭合钉）；④气道高反应引发的哮喘。

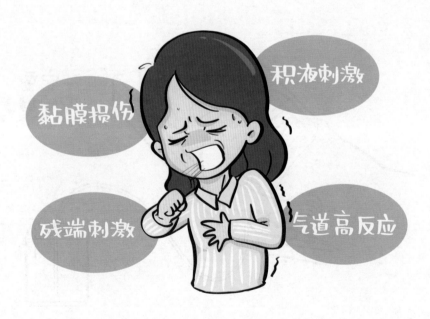

肺癌手术后为什么要主动咳嗽咳痰

其实，从医生的角度来讲，肺癌手术后，医生最希望看到患者能配合医生进行有效的咳嗽咳痰，因为这是术后恢复最关键的一步。有效的咳嗽咳痰可以降低肺部感染的发病率，促进胸腔里的液体及气体及时排出体外，促进肺部复张，加速康复，降低并发症，缩短住院时间。

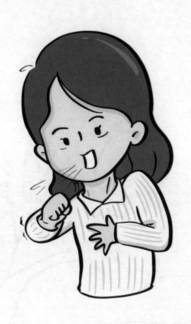

肺癌手术后患者家属需要做些什么

- 帮助患者拍背并进行有效的咳嗽咳痰。

- 多给患者准备些高蛋白饮食。

- 注意患者是否发热，是否胸闷憋气，是否呼吸困难。

- 下床活动时一定注意防跌倒，避免二次受伤。

- 对于高龄患者，尤其是 80 岁以上老人，避免如厕
  时大便用力，必要时予以通便药物协助排便。

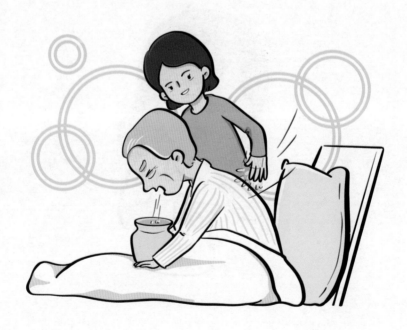

肺癌手术后患者应该注意什么

- 主动咳嗽咳痰。

- 主动进食富含维生素及高蛋白食物。

- 适度适量下床活动。

- 避免用力大小便。

- 若有发热、胸闷、憋气的感觉，及时汇报医生护士。

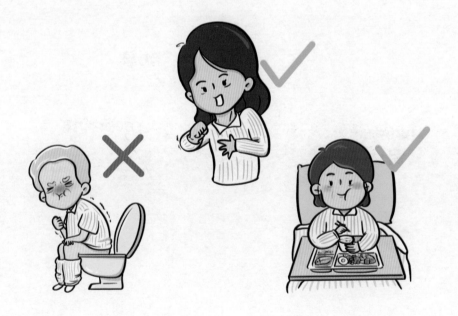

肺癌术后有前胸或者后背的疼痛感要紧吗

　　这个是胸部手术后的正常现象，微创手术患者的症状会明显比开胸手术患者的症状轻。这种感觉主要因为经胸切口往往会挤压、损伤肋间神经，会导致胸壁的异常感觉，有的人是发麻、发木，而有的人会持续疼痛，症状一般需要半年至一年才能改善，疼痛明显的患者可以口服止痛药协助缓解。

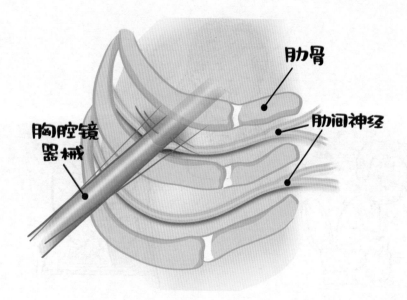

肋骨

肋间神经

胸腔镜器械

肺癌术后该如何保养

肺癌术后近期主要注意避免受凉、感冒，伤口一个月内尽量不要碰水，避免感染。术后 1 ~ 2 个月可以开始逐步加强锻炼，增加肺功能，这样可以明显提高生活质量。

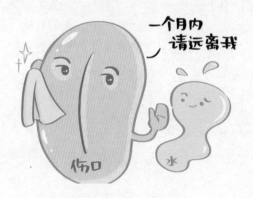

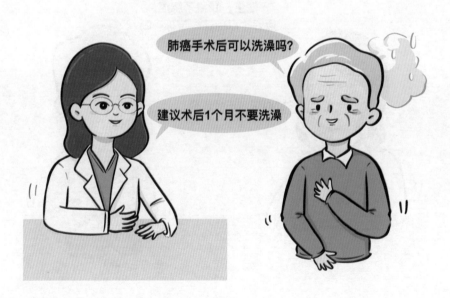

医患对话之肺癌

"医生，肺癌会传染吗？我很担心会影响到家人。"

"肺癌不会传染。肺癌的发病并不是因为细菌或病毒感染而导致的疾病，因此不会传染。"

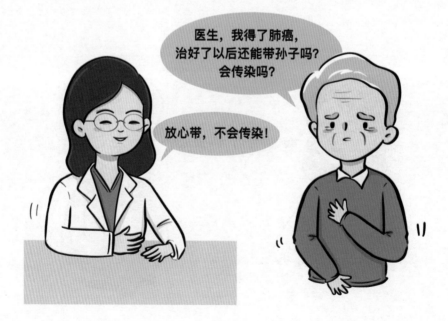

医生，我得了肺癌，治好了以后还能带孙子吗？会传染吗？

放心带，不会传染！

"医生，我肺癌术后想出门旅游，可以坐飞机吗？"

"刚做完肺癌手术之后，自身体质比较虚弱，如果身体没有恢复好，通常不可以过度疲劳，会影响恢复。如果身体已经逐渐恢复好，可以正常生活、旅游放松等。"

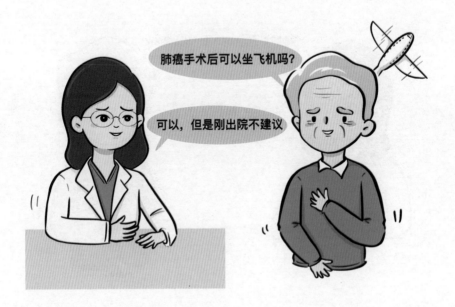

"医生，我是老烟民，肺癌术后还可以吸烟吗？"

"绝对不可以再吸烟。肺癌的高危发病人群之一就是吸烟≥20包/年（或400支/年），或曾经吸烟≥20包/年（或400支/年），戒烟时间<15年的。吸烟对人体危害非常大，肺癌术后绝对不可以再吸烟。"

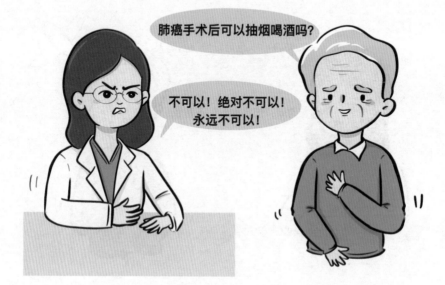

"医生，我在术后可以进行运动锻炼吗？"

"肺癌手术后身体已经恢复好，一般可以锻炼身体，如果身体没有恢复好，通常不可以锻炼身体，否则会影响恢复。如果身体已经逐渐恢复好，可以适当进行锻炼，能够提高自身免疫力和抵抗力，促进身体恢复，但是要做到劳逸结合，防止过度劳累。"

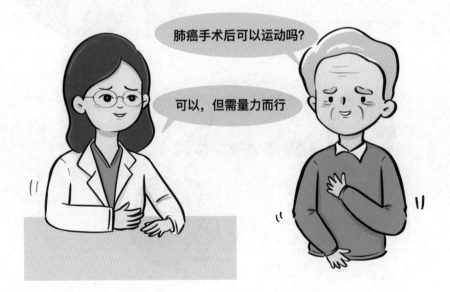

"医生，我肺癌术后，夜里总是出虚汗，怎么办啊？"

"夜里出虚汗是肺癌患者术后的常见现象，而且持续时间很长。出现这种情况的原因其实主要还是因为通过手术和肿瘤打的这场战役，对我们自身消耗比较大，引起身体虚弱、乏力、抵抗力降低，从而导致爱出汗。这个时候，患者可以加强营养，再吃一点补气的药物，比如西洋参煮水等。"

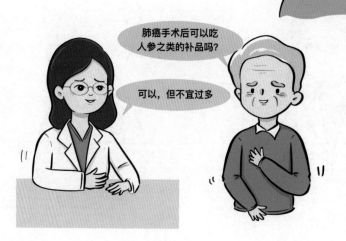

肺癌手术后可以吃人参之类的补品吗？

可以，但不宜过多

第三话

呼吸道感染

一、带你了解 呼吸道感染

> ## 如何区分上呼吸道和下呼吸道

我们以环状软骨为界，把呼吸道分为上、下两部分。

同理，呼吸道感染也分为上呼吸道感染和下呼吸道感染。

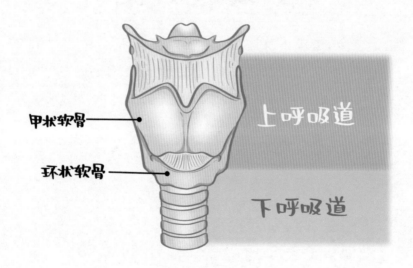

甲状软骨

环状软骨

上呼吸道

下呼吸道

什么是上呼吸道感染

急性上呼吸道感染（简称上感）是因各种病毒、细菌侵犯鼻、咽、喉而引起急性的炎症总称。

70%～80%上感是由病毒引起，以鼻病毒、流感病毒多见；20%～30%上感是由细菌感染引起，以溶血性链球菌多见。

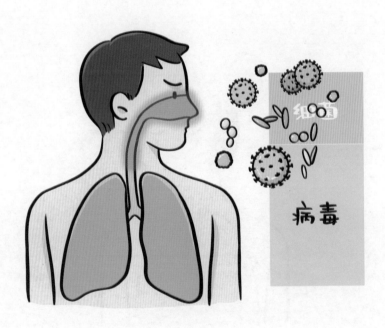

什么是下呼吸道感染

　　下呼吸道感染，就是支气管、肺部发生的感染。主要以肺炎为代表，其中，社区获得性肺炎（CAP）最为常见。社区获得性肺炎是指在医院外发生的感染，以及入院前就感染了有明确潜伏期的病原体，入院后在潜伏期内发生了感染。

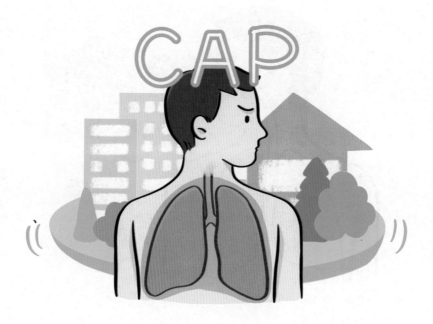

引起呼吸道感染的病原体有哪些

上呼吸道感染根据病原体不同，大致分为细菌性和病毒性感染。引起下呼吸道感染的常见病原体有肺炎链球菌、肺炎支原体以及病毒（如鼻病毒、流感病毒等）。

当然，不是接触了这些病原体就一定会发生呼吸道感染，感染的发生和感染的严重程度是由病原体因素（毒力、数量）和人体因素共同决定的。比如我们身体的防御功能出现问题（长期吸烟、患慢阻肺或发生误吸）或免疫应答受损（HIV 感染、高龄等），此时接触到毒性强、数量大的病原体时，就比较容易发生呼吸道感染。

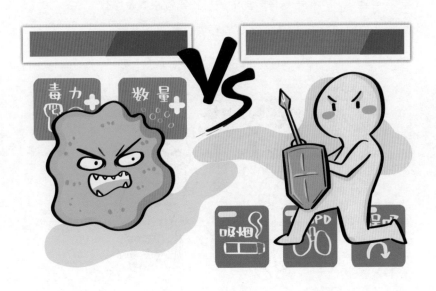

什么情况下容易发生呼吸道感染

呼吸道感染全年皆可发病，冬春季节多发，可通过含病原体的飞沫、被病原体污染过的手或用具传播，多为散发。

由于引起上感的病原体种类比较多，人体对各种病原体感染后产生的免疫力比较弱，免疫力维持的时间也比较短暂，并且健康人群也可能携带相关的病原体，因此，感染可以反复发生。

当人体或呼吸道局部抵抗力差，如受凉、淋雨、疲劳等情况时，原本就存在于上呼吸道的病原体，或外界侵入的病原体（其中70%～80%是病毒，20%～30%是细菌，细菌感染可直接或继发于病毒感染之后）迅速繁殖，这时，老年人、儿童等身体较弱的人群，或者原本就患有慢性呼吸道疾病等免疫较差的人群就容易患病。

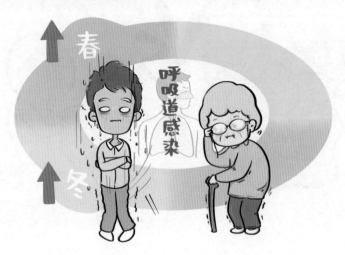

二、呼吸道感染的 *表现*

上呼吸道感染有哪些表现

普通感冒

俗称"伤风"，多由鼻病毒引起，又称急性鼻炎或上呼吸道卡他，以卡他症状为主。大家可以想象为一把鼻涕一把泪的场景。

普通感冒起病急，多有喷嚏、鼻塞、流水样鼻涕等表现，一般无发热及全身症状，或仅有低热不适、头痛。一般 5 ~ 7 天可痊愈。

急性病毒性咽喉炎

多由鼻病毒、腺病毒、流感病毒等引起。表现为咽痒、痛、声嘶、发声困难、常有发热、咳嗽。可有咽喉部水肿、充血。

细菌性咽炎及扁桃体炎

常见为溶血性链球菌感染，其次为流感嗜血杆菌等。常起病急，表现有咽痛、畏寒发热（体温可达 39 ℃以上）、咽部明显充血、扁桃体肿大，扁桃体表面可有黄色脓性分泌物。

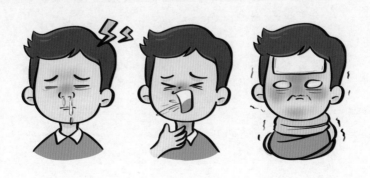

下呼吸道感染有哪些表现

下呼吸道感染常有以下几种表现。

- 社区（意指不是住院）发病。
- 新出现的咳嗽、咳痰或者原有呼吸道疾病症状加重，有胸痛、呼吸困难及咳血。
- 发热。
- 肺实变体征和（或）闻及湿性啰音。
- 血常规中白细胞超高或者偏低。
- 胸部影像学检查显示新出现的斑片状浸润影、叶或段实变影、磨玻璃影或间质性改变（正常胸部片子像一棵倒立的比较清晰的树，感染时候看上去不均匀不对称的感觉）。

下呼吸道感染以肺炎为多见，肺炎根据病原体不同有以下几种分类，表现有所不同。

不同种类肺炎的表现

	细菌性肺炎	支原体/衣原体肺炎	病毒性肺炎
表现	急性起病，高热，可伴有寒战、脓痰、褐色痰或血痰，胸痛。 医生查体可见肺部实变体征或湿性啰音。这是因为支气管和肺组织里充满渗出液，肺泡在呼吸时产生的类似水泡破裂的声音，称为"湿性啰音"	年龄大多小于60岁，基础病少，持续咳嗽，无痰或少痰，肺部体征少	多数具有季节性，可有流行病学接触史或群聚性发病，急性上呼吸道症状，肌痛，抗菌药物治疗无效

	细菌性肺炎	支原体/衣原体肺炎	病毒性肺炎
检查	外周血白细胞明显升高，C反应蛋白（CRP）升高，提示细菌感染。 X线检查可表现为肺泡浸润，或实变呈叶段分布（片子上看到局部或者整片的感染样子）	外周血白细胞无明显升高，痰涂片检查未发现细菌。 影像学可表现为上肺野、双肺病灶，小叶中心性结节、树芽征、磨玻璃影及支气管壁增厚，病情进展可呈实变	外周血白细胞正常或减低。 影像表现为双侧、多叶间质性渗出，磨玻璃影，可伴有实变

上呼吸道感染容易和哪些疾病弄混

过敏性鼻炎

鼻痒、喷嚏、清水样鼻涕症状与上感相似，不同之处是多由过敏因素如尘螨、动物毛等引起，起病快（来去匆匆）、脱离变应原后，数分钟至2小时内症状消失。

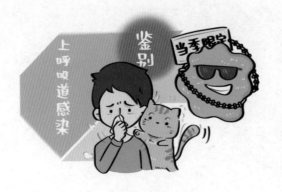

流行性感冒

本病为传染性强的流感病毒所致，常明显的流行性发病。不同之处：起病急，症状重，怕冷、高热、全身酸痛而鼻咽部症状较轻。早期应用抗流感病毒药物如金刚烷胺、奥司他韦疗效显著。

下呼吸道感染容易和哪些疾病弄混

肺结核

通常不是急性发病。多有午后低热、盗汗、疲乏无力、消瘦全身症状。胸部 X 线片或 CT 检查多可区别。痰中可找到结核杆菌，一般抗菌治疗无效。

肺癌

多无急性感染，有时痰中带血，血常规白细胞不高。可伴发阻塞性肺炎，经抗生素治疗炎症消退后肿瘤阴影渐趋明显，有时出现肺不张。若抗生素治疗效果欠佳，或同一部位再次出现肺部炎症，应警惕肺癌可能，影像学检查多能区别。

肺栓塞

多有静脉血栓的危险因素，X 线胸片基本可区别。

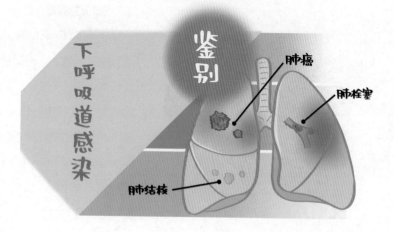

三、正确判断呼吸道感染

流感和普通感冒的区别

流行的未必是好的，比如流感。流感和普通感冒的主要区别在于以下几点。

1. 病原体不同：引发的症状不同，普通感冒多是由鼻病毒、副流感病毒等感染所引起，流感主要是由甲型和乙型流感病毒感染所导致。

2. 传染性不同：普通感冒传染性较弱，流感的传染性强。

3. 症状不同：流感的临床症状较重，多有持续性的高热。

4. 发病率不同：普通感冒发病率较高，流感发病率相对较低。

5. 治疗不同：目前没有针对感冒的特异性抗病毒药物，通常以对症治疗为主（缓解症状＋硬抗），而流感在出现症状后 48 小时内应用特异性抗病毒药物，比如磷酸奥司他韦，能够明显减轻症状缩短病程。

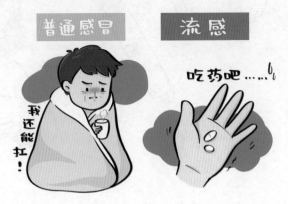

细菌性感染 or 病毒性感染

感冒大多是由病毒引起，医生根据病史、口咽部症状，结合血常规即可做出临床诊断，一般无须病因诊断，也就是说一般情况下不需要做病原学检查。

外周血常规检查中，可根据白细胞升高的类型来看，是淋巴细胞高还是中性粒细胞高。淋巴细胞高的话，病毒性感染概率大；中性粒细胞高，细菌性感染概率大。此外，还要看 CRP（C 反应蛋白）这个反映细菌感染的指标。

知道了这些，医生基本就可以判断了。

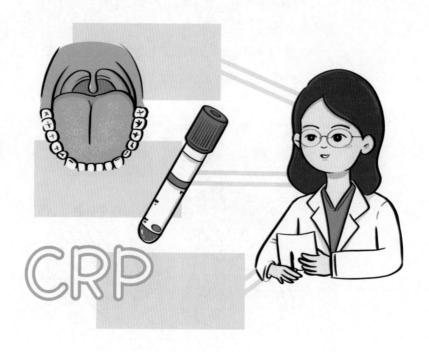

医生为什么总让我们查血常规

不要小看这血常规，小小的血常规里有大大的乾坤。简单的一点点血里可以看到红细胞、白细胞、血小板数量及血红蛋白的含量。血红蛋白的含量可以看出贫血不贫血，白细胞的数量、种类又可以反映出有没有感染，继续挖掘又可以看出感染的类型。比如病毒性感染时白细胞个数正常或偏低，淋巴细胞比例升高；而细菌性感染时，白细胞总数和中性粒细胞比例增多。医生可根据血常规情况大体判断感染的类型。如果你有感染，又应用了抗感染的治疗，没过几天医生又会让你查血常规，看白细胞的变化，以此来观察病情和评判治疗效果。

这样说，你是不是有点懂了呢？

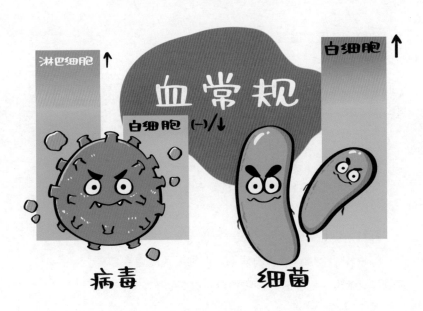

各种化验和检查有什么作用

每一种检查都有它的意义。

血常规

细菌感染时，血中白细胞个数和（或）中性粒细胞比例增加；而支原体和衣原体引起感染时，血中白细胞很少升高。

CRP（C 反应蛋白）

CRP 是一种细菌感染的敏感指标。发生病毒性肺炎时，CRP 通常较低。监测 CRP 的水平变化可以了解细菌感染的程度变化。

血氧饱和度、血气分析

社区获得性肺炎老年患者、有基础疾病的患者需要进行血氧饱和度检查，必要时要做动脉血气分析来了解身体是否缺氧和缺氧的程度。

肝肾功能等

肝肾功能是使用抗感染药物的基本考虑因素。

胸片、CT 检查

胸片和 CT 检查是诊断病情、指导用药的重要依据。只要疑似肺炎，就应进行 X 线检查，这有助于肺炎的诊断和严重程度的判断。必要时可做胸部 CT 扫描检查，以明确病情，辅助医生对疾病的诊断和治疗。

血培养

血培养对诊断社区获得性肺炎有帮助，如果血里培养出细菌，对指导抗生素的使用有重要意义。

痰培养

社区获得性肺炎患者如果有脓痰，则需要进行革兰染色涂片（染色能大致快速区分出两种类型的细菌）及痰细菌培养，尽快找出致病菌，并有针对性地进行药物敏感试验指导药物使用。

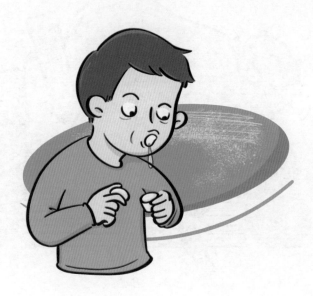

没人传染，我怎么就感冒了

引起普通感冒的病原体种类较多，健康人群亦可携带病原体。当我们自身免疫力下降，如在疲劳、淋雨等诱因下，环境中的病原体或健康人群携带的病原体乘虚而入，感染了我们，感冒就发生了。因此，并非一定有人传染才会得病。

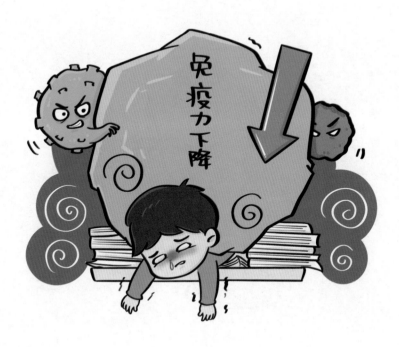

我感冒了，为什么医生说是过敏性鼻炎

感冒和过敏性鼻炎有些症状十分相似，如鼻子痒、打喷嚏等。两者的区别在于，感冒往往是病毒感染引起的，是急性起病，常伴有发热，持续时间短，一般不超过一周；而过敏性鼻炎是与过敏有关，常反复发生，尤其是在某个特定的季节（比如春季）、特定时间（如早晨起床时）或在某种环境下（如空气污染严重、烟刺激等）情况下出现流涕、鼻塞症状，而不伴发热，症状反复，持续时间长，通常数周或数月。

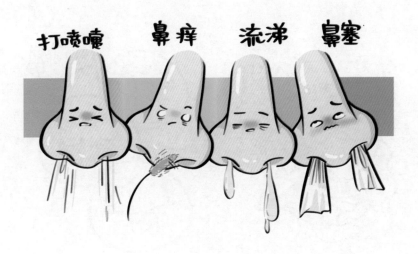

为什么我没有感冒就直接患肺炎了

　　没有感冒症状也可以是肺炎，一般是由于患者自身抵抗力差，接触细菌或者病毒后，病原体在体内大量快速地增殖，远远超过身体的免疫防御能力，这时肺炎就会发生。此时需要进行胸部 CT 等检查，明确肺内病变的具体情况从而确诊。

　　不一定所有的肺炎患者都是先出现感冒症状的。

　　当然，感冒也可以引起肺炎。疾病都有转归（也就是发展方向），可以好转痊愈，也会因为抵抗力差或病原体致病力强而加重。比如前面所说上呼吸道感染，当"敌强我弱"的时候，病原体就可以突破层层防护侵犯下呼吸道，从而导致支气管炎、肺炎的发生。

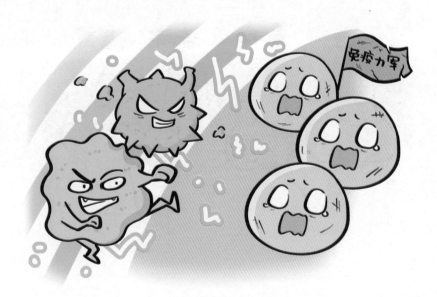

不发热也不咳嗽，却被诊断为肺炎

  大部分的肺部炎症都会有咳嗽、咳痰甚至高热的症状，但也有少数人群，如幼儿和年老体弱者仅有低热或身体不适，没有咳嗽、咳痰、气喘等症状，这时诊断一般比较困难，需要进行胸部 X 线或 CT 检查才能明确。

  有肺炎患者就是临床症状不明显，而影像学检查出有感染的征象而被诊断。因此，并非所有肺炎都会有典型的症状，肺炎诊断也不是单凭症状，需要医生结合各项检查进行综合判断。

  另外，肺炎患者不发热主要见于以下情况：①儿童、老年人或糖尿病患者，身体对病原体的反应较弱，所以不发热；②部分患者可能本身感染不重，这时候也可能没有发热及其他常见症状；③部分感染，如支原体感染，可以没有明显的发热表现。

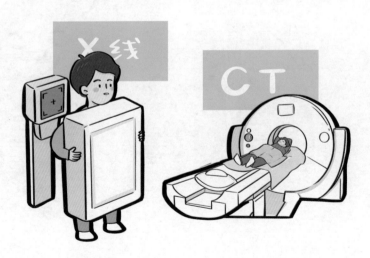

肺炎会传染和遗传吗

　　常见的肺炎（社区获得性肺炎）是肺炎球菌和支原体等感染导致的疾病，这些病原体不具备很强的传染性，只是在身体免疫力低的时候乘虚而入，适当注意个人卫生并做好防护就几乎不会被传染。当有家人或朋友患肺炎的时候，一定要注意做好防护。

　　关于肺炎是否遗传，如前面所说，肺炎的发生是因为病原体的感染，病原体是存在于外界的，而不会一直存在于我们体内，更不会存在于我们的遗传物质染色体中，所以肺炎不存在遗传。

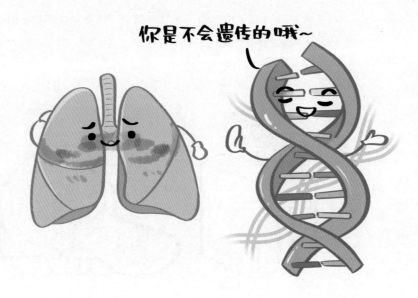

肺脓肿又是什么

肺脓肿，顾名思义就是肺发生化脓性的病变，组织坏死形成脓腔，属于肺部急性感染性疾病，也确实是属于比较严重的疾病。

引起肺脓肿的致病菌不完全相同，有的肺脓肿可能是混合致病菌感染，因此，要联合足量使用多种抗生素。经过正规的治疗，大多数肺脓肿患者可以临床治愈，极少数患者即使使用了全身抗感染治疗，也很难得到治愈，必要的时候可以借助手术切除的方法。

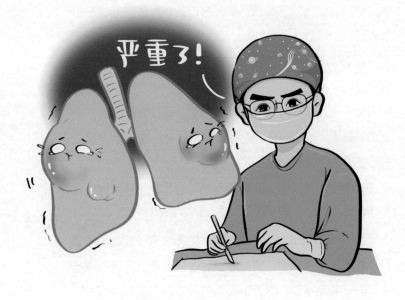

四、合理应对 呼吸道感染

上呼吸道感染该怎么治疗

上呼吸道感染一般无须积极抗病毒治疗，对症处理、休息、多饮水、保持室内空气流通和防治继发细菌感染就行。

临床常用于缓解感冒症状的药物均为复方非处方药（OTC）制剂，如泰诺、日夜百服宁、克感敏等，这类药物有头晕、嗜睡等不良反应，故宜在睡前服用，驾驶员和高空作业者避免使用。

1. 解热镇痛药： 有头痛、发热、全身肌肉酸痛等症状者，可酌情使用对乙酰氨基酚、阿司匹林、布洛芬等解热镇痛药。

2. 抗鼻塞、抗过敏的复方制剂： 有鼻塞、鼻黏膜充血者，应用盐酸伪麻黄碱等可选择性收缩上呼吸道黏膜血管的药物，也可用 1% 麻黄碱溶液滴鼻。有频繁喷嚏、多量流涕的患者，可酌情选用马来酸氯苯那敏、氯雷他定或苯海拉明等抗过敏药物。

3. 镇咳： 对于咳嗽症状较为明显者，可给予氢溴酸右美沙芬、可待因等镇咳药。

4. 中医辨证施治： 中医将感冒分为风寒感冒、风热感冒、暑湿感冒等类型，中医总的治疗原则是疏风解表或辛温解表、辛凉解表、清暑解表，中医中药治疗感冒有一定效果，但是要对症，切勿自行判断。

除此之外的非常规治疗及特殊情况有：①抗病毒药物治疗：一般无须积极抗病毒治疗。广谱抗病毒药物利巴韦林和奥司他韦对呼吸道合胞病毒等有较强的抑制作用，可缩短病程。②抗菌药物治疗：一般不用抗生素，单纯病毒感染无须使用抗菌药物，如就医检查后明确合并细菌感染，有白细胞计数升高、咽部脓苔、咳黄痰等细菌感染证据时，请专业医生处方。

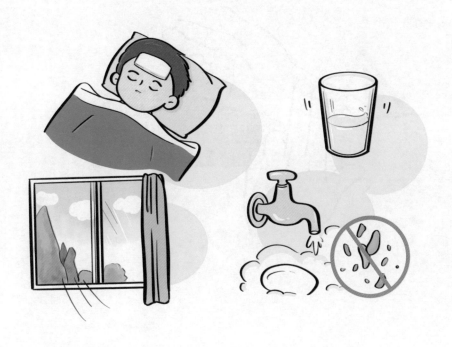

上呼吸道感染在什么情况下要去医院

发生上呼吸道感染时，若在常见症状外，新出现呼吸困难、呼吸快、脉率大于 100 次 / 分或发热超过 4 天，请前往附近医院就诊，医生会综合问诊、查体及相应的检查进行进一步的诊断和处理。

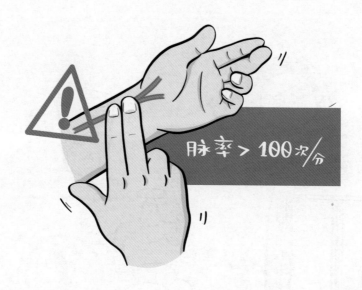

下呼吸道感染该如何规范治疗

1. 经验性抗感染治疗：在留取痰培养及血培养后，根据患者年龄、血液检查和胸片报告、疾病严重程度、肝肾功能情况、药敏等选择合适的抗感染药物。

2. 吸氧：存在低氧血症者，应吸氧，维持血氧饱和度在 90% 以上。

3. 营养支持：尤其是老年人，应积极加强营养。

4. 化痰：对于痰液较多且黏稠者，应积极化痰并进行雾化治疗。

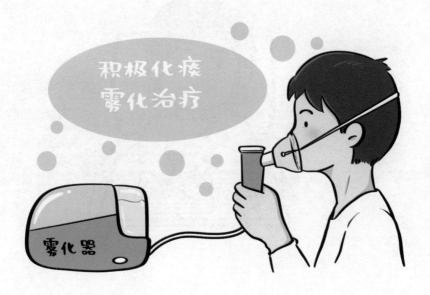

得了肺炎要忌口吗

生病期间，尤其是患感染性疾病期间，正常的饮食营养、充足的蛋白质和热量的摄入是保证疾病康复的有力手段，如果没有对哪种食物过敏，还是要注意保证营养摄入均衡充足，不需要忌口。

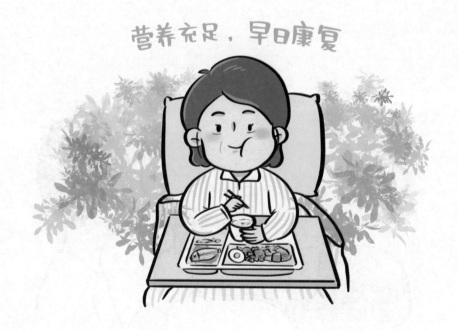

营养充足，早日康复

为什么医生每次给我开的药不一样

每次生病的症状、病情的严重程度都不会完全一样，就诊时，医生会根据具体的病情来诊治。比如有咳嗽症状，医生会加用止咳化痰的药物；有发热症状，医生会加用解热镇痛的药物。总的原则和目标不会有大的差异，但具体的用药还是取决于具体的病情。

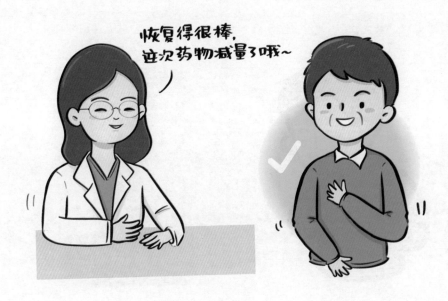

细菌性肺炎用药都一样吗

如果是细菌感染，都要使用抗生素，抗生素有不同的种类。

细菌感染的种类也有很多种，通常医生会经验性地用药，即通过观察临床症状，以及血常规、影像学检查的表现来大致判断感染患者的是哪种病原菌，以此来匹配合适的抗生素治疗。当然，如果必须要明确是哪种细菌致病或者对哪种抗生素有效时，还是需要做一个细菌（痰）培养的检查，分离出细菌后，再做药物敏感试验，从而明确用药。

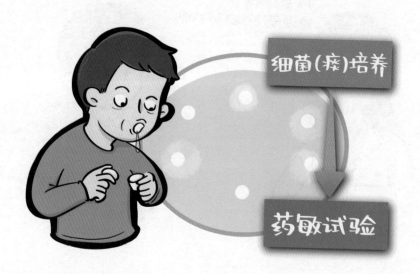

肺炎治疗后多久复查

　　一旦确诊肺炎，需要积极治疗，一般情况下需要短期内复查血常规等，看感染控制情况，以确定诊断是否明确、治疗是否有效。而炎症达到完全吸收的水平，一般需要一个半月左右，所以我们在一个半月的时候需要再次复查肺部 CT，来观察炎症的吸收情况。

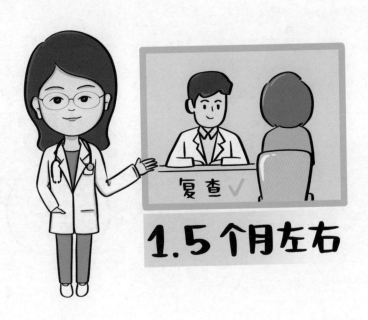

肺炎会有后遗症吗

常见的肺炎如果能早期识别、正规治疗，绝大多数预后很好，有些肺炎甚至在炎症吸收后几乎没有疤痕的形成（肺部纤维灶）。当然，在致病的病原体比较强大（毒力较强），或者身体的免疫力异常低下，又或者开始就医治疗的时间比较晚的时候，会有比较严重的后果。

所以及时就医很重要！

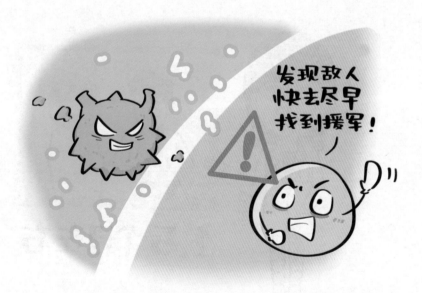

严重的肺炎能不能用一般的药

发生肺炎后，如果使用一般药物治疗无效，通常是出现细菌耐药的情况了。我们平时要注意规范使用抗生素，就是为了避免出现细菌耐药性。一旦出现细菌耐药性，可根据致病菌的种类，调整抗生素类型。为了减少或者避免细菌耐药，同时精准抗感染，建议进行痰培养和药敏试验，待结果出来后，在专业医生的指导下针对性地用药。

此外，当肺部炎症不能完全消除时，一定要及时到正规医院进行痰涂片检测，看是否出现结核杆菌感染的情况。如果是病毒感染，使用抗生素治疗一般没有效果，需要使用激素和抗病毒药物进行治疗。

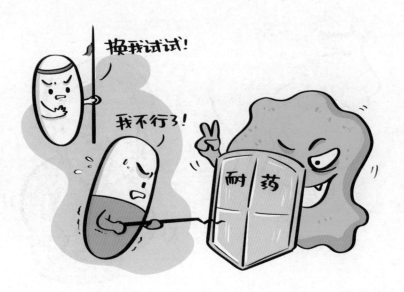

老年人如何避免吸入性肺炎

吸入性肺炎是指食物、口咽分泌物、胃内容物等吸入（呛咳）喉部和下呼吸道所引起的肺部感染，在老年人中经常发生。

可通过以下方式避免：①预防的重中之重是加强老年人的护理工作；②对于长期卧床的老年人，若无特殊禁忌，应把床头倾斜角度抬高至 35°～40°，并采用适当的进食体位；③保持口腔卫生，减少口部细菌定植；④对严重吞咽困难和已发生误吸的患者，应尽量留置胃管给予鼻饲；⑤停用或少用抗精神病药物、抗组胺药物和抗胆碱能药物，因为此类药物会影响吞咽功能。

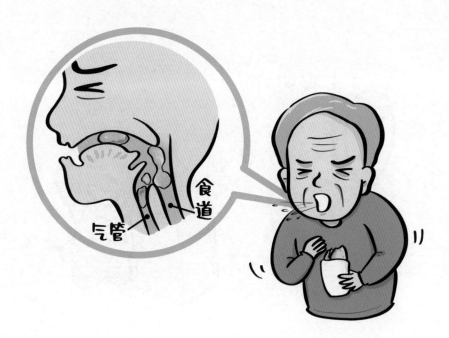

五、减少 再感染

如何有效预防上呼吸道感染

1. 避免诱发因素：注意保暖，避免受凉；避免过度疲劳；保持室内空气流通；戒烟；在上感高发季节少去人多地方，防止交叉感染。

2. 增强免疫力：注意劳逸结合，加强体育锻炼，提高身体抵抗力及抗寒能力。

如何避免呼吸道感染反复发作

首先，对外界因素，我们能够做的是减少接触可能含有病原体的环境，比如空气不流通的场所，或者已知有患病人群的密闭环境，可以通过戴口罩、注意个人卫生及住所通风透气等，减少感染的概率。

其次，对自身而言，我们要提高自身抵抗力，规律作息，戒烟，避免酗酒，加强营养和锻炼，注意口腔卫生，勤洗手，积极控制原发基础疾病，在呼吸道疾病高发季节提早注射相关疫苗等。

预防接种肺炎链球菌疫苗（PPV）可减少特定人群患肺炎的风险：23 价多糖肺炎球菌疫苗（PPV23）和 13 价肺炎链球菌结合疫苗（PCV13）可以预防老年人和其他高危人群肺炎球菌感染。所有具有肺炎感染风险的成年人，例如年龄 > 65 岁者，以及心力衰竭、脑血管疾病、COPD 及糖尿病患者，推荐接种疫苗。

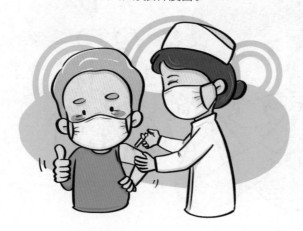

家里有人感冒，应该怎么消杀

　　消杀是指采用物理、化学或生物的方法，杀灭或去除外环境中病原微生物及其他有害微生物，使之达到无害化的程度的过程。

　　这个通常是医疗机构或者相关专业的机构采用的做法，普通家庭几乎做不到也达不到这个水准。如果家中有人感冒，我们只需要做简单的处理就行，比如加强室内通风，能够分房暂时分开居住，注意公用碗筷的消毒（当然建议分餐制）和个人卫生，同时注意劳逸结合勿过度劳累即可，不必太过紧张。

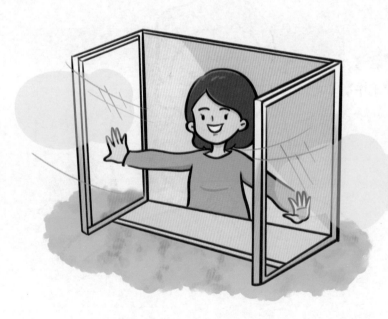

得过一次肺炎，会不会不再得了

发生肺炎是因为有病原体的感染，人体感染后通常会有短暂的免疫力。随着时间的推移，免疫力会下降，如果身体内没有足够的抗体，还是会再次感染，而对于不同的病原体感染，更不会出现交叉保护作用。所以我们会看到很多人，尤其是年老体弱的人群，会反复地发生肺部感染。

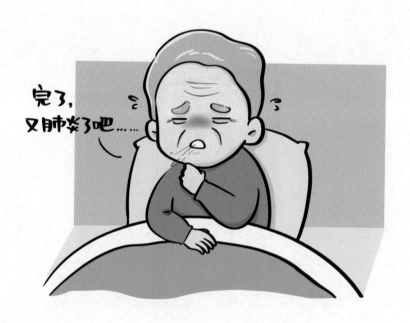

老慢支反复发作会不会癌变

老慢支不一定会转变为肺癌。

老慢支和肺癌是两种不同类型的疾病，老慢支属于慢性感染性疾病，而肺癌是恶性肿瘤，这两种疾病之间没有必然的关系。但反复发作的老慢支对肺功能有较大的影响，而且也不能完全排除老慢支转变为肺癌的可能性。老慢支患者进行定期的低剂量 CT 检查还是很有必要的。

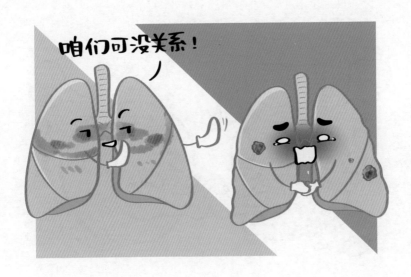

六、疫苗 有用吗

确实是有肺炎疫苗存在，但效果并没有老百姓传说得那般神乎其神。接种肺炎疫苗以后，我们的身体会对常见的数种引起肺炎的细菌产生免疫力，可以减少这些细菌导致肺炎的机会，即使不幸感染，也会使感染后的临床症状减轻，减少重症的发生。

因此，接种肺炎疫苗之后，我们虽然不会再也不得肺炎，但疫苗还是能够很好地起到保护和预防的作用。

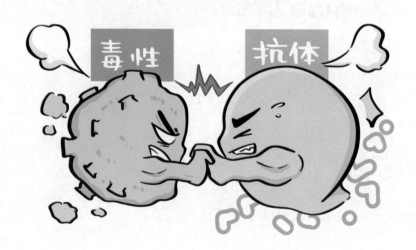

流感疫苗为什么要每年接种

因为流感病毒变异很快，几乎每年都要发生改变，且不同毒株产生对应的抗体几乎无交叉保护作用。为此，世界卫生组织（WHO）紧密追踪流感病毒变异的情况，每年定期公布用于制造疫苗的毒株。流感病毒流行株发生变异了，对应的流感疫苗的毒株配方也随之变化，所以每年都需要接种最新的流感疫苗才能达到预防的效果。这和电脑的杀毒软件需要不断更新是一个道理。

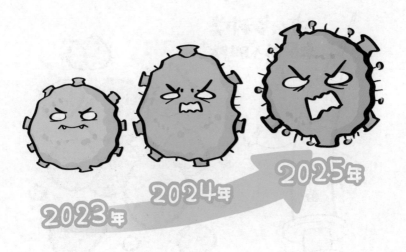

为什么流感有疫苗，普通感冒没有

引起普通感冒的病原体种类较多，身体对各种病原体感染后产生的免疫力较弱且短暂，且不同的抗体之间无交叉免疫。此外，健康人群亦可携带病原体，故可反复发病。加之普通感冒症状大多数不是很重，不像流感临床症状重，还容易发生严重的并发症，所以通常我们更重视流感，也会重点预防流感。

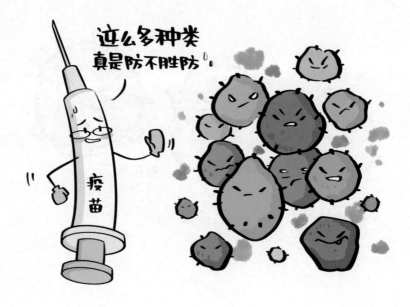

为什么打了流感疫苗还会感冒

  打了流感疫苗之后还会感冒属于正常现象。流感疫苗主要是预防流感病毒感染，并不能够预防普通的感冒。

  预防感冒不是打了疫苗就行，平时还要多注意保暖，根据气温变化适当增减衣物，另外要注意多参加一些户外活动，有利于增强体质，从而减少感冒。

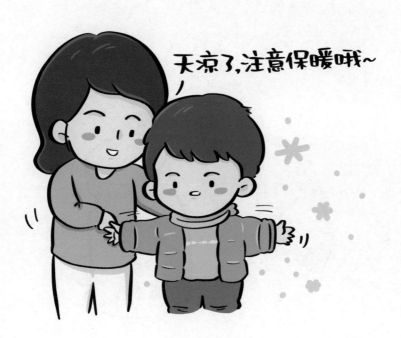

天凉了,注意保暖哦~

医患对话之呼吸道感染

"医生，我上次患肺炎去看病，医生给我开的是治疗支气管炎的药，是不是开错药了？"

"引发支气管炎和肺炎的常见病原体都是细菌，只是感染的部位不同而已，所以基本是用同一种抗生素治疗。而且，从医生的角度出发，支气管炎和肺炎治疗原则都是抗感染，只是用药的疗程不同而已。"

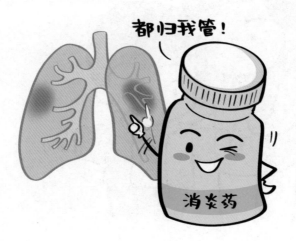

"医生，支气管炎和肺炎有什么区别？"

"对于一次由同一种病原体造成的感染来说，支气管炎和肺炎的主要区别在于感染的范围不同。相对于肺炎，支气管炎的感染范围、感染的程度及临床症状等都会略轻，主要通过临床症状表现与影像学上的改变来区分两者。"

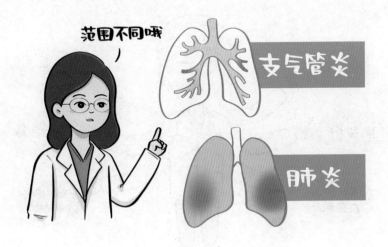

"医生，为什么有些肺炎用抗生素治疗，有些却用抗病毒的药？"

"因为医生会根据不同患者的临床症状和相应的辅助检查，大致判断肺炎的病原体，从而有针对性地用药。通常来说，细菌性肺炎需要使用抗生素，病毒性肺炎需要使用抗病毒的药物，而支原体、衣原体等非典型致病菌引起的肺炎，可使用大环内酯类，或者是喹诺酮类药物。用药的选择主要还是因病原体而异。"

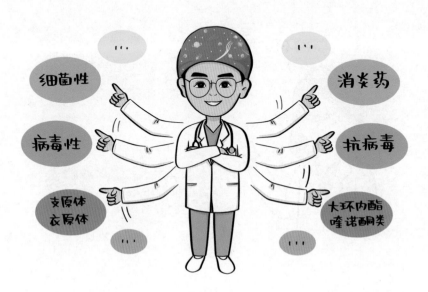

"医生，为什么我这次肺炎好了之后还是会有咳嗽？是不是没有完全好？"

"如果肺炎好了，也就是在胸片或者CT检查中显示炎症已全部吸收，此时还有咳嗽症状，往往由多种原因所导致，并不一定由肺炎引起。常见的有这么三种情况：①感染后咳嗽：肺炎痊愈后出现顽固性干咳，可使用镇咳药物来缓解。②急性上呼吸道感染：比如急性咽喉炎、扁桃体炎，都可以出现咳嗽的症状。③气道慢性炎症：虽然肺炎好了，但是由于气道慢性炎症的存在，仍然会有咳嗽症状，比如慢性支气管炎、咳嗽变异性哮喘等，需要给予糖皮质激素进行治疗。"

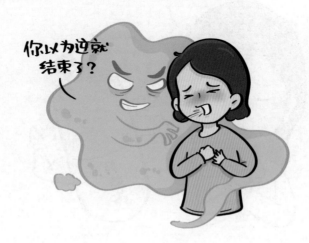

"医生，有没有特效药，能让我的感冒马上就好，实在太难受啦！"

"普通感冒多由病毒感染引起，没有特效药，一般以对症支持治疗为主。建议多喝水、多休息。若症状较重，可使用改善症状的药物。通常来说，一周左右自然会好，当然，如果是流行性感冒，在病情早期使用抗病毒药物，如奥司他韦等，是有比较明显的疗效的。"

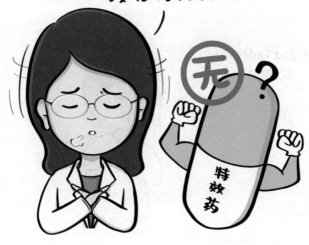

"医生，我感冒了，给我输液吧，我同事说那样好得快。"

"'输液好得快'，这绝对是一个重大误区。若是普通的感冒，使用对症的药物，多饮水、多休息即可，静脉补液除了增加治疗的风险以外，并不会比单纯口服药物疗效快。感冒一旦发生，总是需要一段时间康复的。"

输液好得快是误区！

"医生，我体质不是很好，每次感冒我都得吃消炎药，你直接开给我吧，这样可以预防一下吧。"

"大多数感冒是由于病毒感染引起的，而消炎药，也就是抗生素，是针对细菌的感染，如果没有明确的证据证明有细菌感染就用上了抗生素，并不会起到所谓的预防作用，还会加重肝、肾等器官的负担哦。"

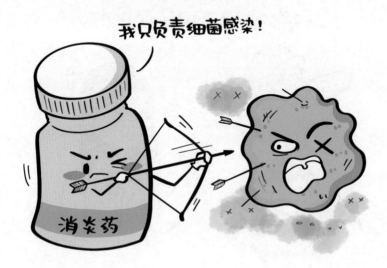

我只负责细菌感染！

"医生，我家老人患有老慢支，一到冬天就发作，我可不可以在入冬之前给他吃抗生素进行预防啊？"

"首先，吃抗生素预防，不如提早带老人去接种流感或肺炎疫苗，这样的预防效果更好些。其次，既然是老年人，肝肾功能会有不同程度的减退，这种所谓的吃抗生素进行预防，只会增加肝肾功能损害的风险，并且会使细菌产生耐药性。"

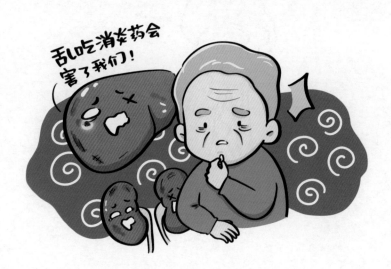

"医生，我有点好奇，你们呼吸科的医生经常接触呼吸道感染的患者，会经常被传染吗？"

"呼吸科医生可没有什么'百毒不侵'的'法宝'，正确佩戴口罩、勤洗手、注意个人卫生就可以避免很多感染，而且感染高风险岗位的医生也会提前接种疫苗以保护自己。"

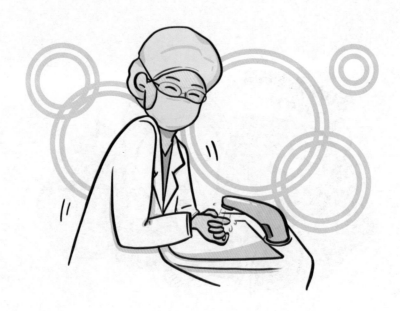

第四话

哮 喘

一、带你认识哮喘

哮喘是什么

　　哮喘即支气管哮喘，通常称为哮喘，是一种慢性气道炎症性疾病，表现为反复发作的喘息、气急，同时有气道高反应性和可变的气流受限，后期可有气道结构改变，是常见的慢性呼吸道疾病。

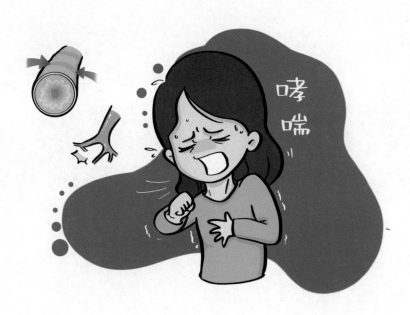

气道高反应性是什么

气道高反应性，通俗地说就是气管比正常人要敏感，更容易过敏和痉挛，因气道炎症而处于过度反应状态，表现出反应过度的支气管平滑肌收缩，引起气道狭窄和气道阻力增加，从而引发咳嗽、胸闷、呼吸困难和喘息等症状。

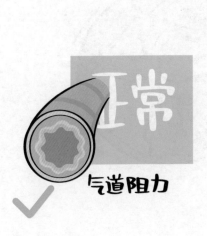

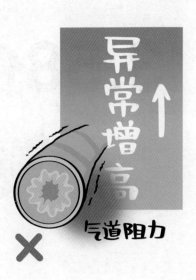

全球有多少人患哮喘

2015 年，全球哮喘患者达 3.58 亿。按人口普查数据推算，我国 20 岁以上人群中应该有 4 570 万哮喘患者。这个数字非常可观，要知道，西班牙整个国家也只有 4 500 万人口。

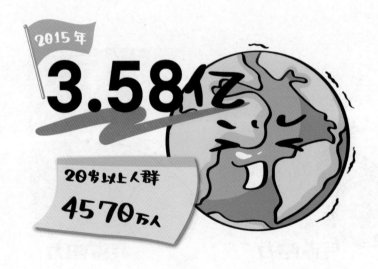

如何诊断哮喘

典型症状表现

反复发作的喘息、气促，伴或不伴胸闷或咳嗽，夜间及晨间多发，常在接触冷空气、刺激气味，以及上呼吸道感染、运动等后出现。发作时大多数双肺可闻及散在或弥漫性哮鸣音，呼气相延长（自己或者他人可以听到类似小猫叫的声音）。

上述病情可经治疗缓解或自行缓解。

检查

- 支气管舒张试验阳性。使用支气管舒张剂后肺功能指标较前好转达到一定程度。
- 支气管激发试验阳性。使用支气管收缩的药物前后对比肺功能指标变化。
- 呼气流量峰值（是指用力呼气时的最高流量）平均每日昼夜变异率 > 10% 或周变异率 > 20%。

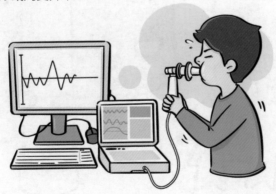

符合上述表现，并除外其他疾病所引起的喘息、气促，可以诊断为哮喘。

哮喘容易"盯上"那些人

- 曾经使用呼吸机、有气管插管病史者。
- 过去一年中因为哮喘发作而急诊或住院过的人。
- 最近服用过激素类药物的人。
- 目前未使用吸入激素者。
- 过分依赖 SABA（短效 β_2 受体激动剂，如沙丁胺醇）者。
- 不太遵医嘱的人群。
- 有食物、药物过敏史者。

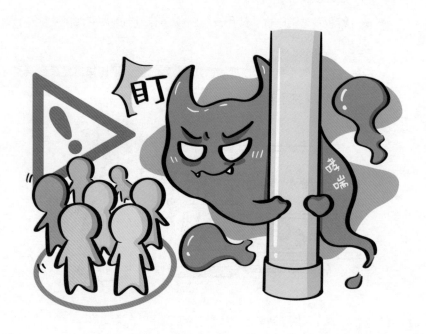

二、哮喘的表现和类型

哮喘应该和哪些疾病鉴别

不是所有的"喘"都是哮喘，临床表现有喘息症状的疾病都应该和哮喘相鉴别。

常见的有以下几种疾病。

1. 急性左心功能不全：因为肺淤血而发生呼吸困难的症状。

2. 慢性阻塞性肺疾病：因为肺气肿，通气或换气功能障碍而出现喘息症状。

3. 支气管肺癌：因为阻塞气道产生呼吸困难和喘息症状。

4. 嗜酸性粒细胞肺浸润症、突然发生的气胸等：这些疾病的表现有时候也会有看上去像哮喘的表现。

这些疾病在临床表现上都可以见到喘息的症状，临床上需要询问病史或者做相应的检查，和哮喘相鉴别。

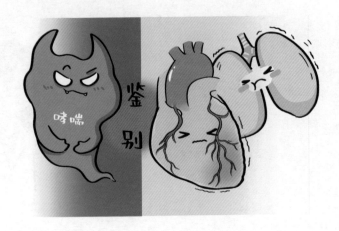

如何识别哮喘急性发作

哮喘急性发作常表现为喘息、气促、胸闷、咳嗽等症状发生或迅速加重，多见于治疗依从性差、控制不佳的患者，或者因接触变应原、理化刺激物或上呼吸道感染而诱发。

哮喘发作程度轻重、发展速度均不同，可以在数分钟、数小时或数天内出现。因此，识别具有哮喘相关死亡高危因素的患者非常重要。

高危人群包括：①曾经气管插管和机械通气的严重哮喘患者；②在过去一年中因哮喘发作而住院或急诊者；③正使用或刚停用口服激素者；④目前未使用吸入激素者；⑤过分依赖 SABA，特别是每月使用沙丁胺醇或等效药物超过 1 支的患者；⑥有心理疾病（包括使用镇静剂）或社会心理问题者；⑦对哮喘治疗依从性差者；⑧有食物药物过敏史者。

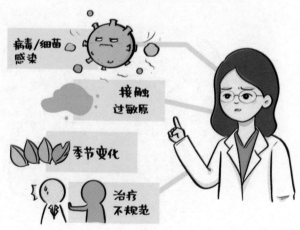

具有哮喘高危因素的人群，平时要多留意自己的身体状况，识别哮喘急性发作的症状表现十分重要。

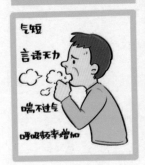
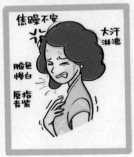
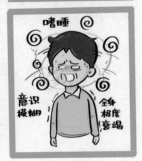

这些人群在日常生活中，除了观察症状之外，推荐使用峰流速仪监测呼气峰值流速（PEF）以协助判断病情和指导用药。

有的哮喘症状不典型，该怎么判断

临床上还存在着无喘息症状、也无哮鸣音的不典型哮喘，仅表现为反复咳嗽、胸闷等症状。

1. 咳嗽变异性哮喘（CVA）： 只有咳嗽的症状，无喘息、气促等典型哮喘表现，按哮喘治疗有效。

2. 胸闷变异性哮喘（CTVA）： 只有胸闷症状，无喘息、气促等典型哮喘的症状和体征。

3. 隐匿性哮喘： 无反复发作喘息、气促、胸闷或咳嗽的表现，但长期存在气道反应性增高者。

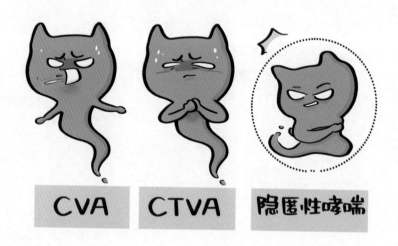

CVA　　CTVA　　隐匿性哮喘

如何判断哮喘的严重性

按照病情严重程度，哮喘通常可分为四级，根据白天、夜间哮喘症状出现的频率和肺功能检查结果，将慢性持续期哮喘病情严重程度分为"间歇状态""轻度持续""中度持续"和"重度持续"4级。

轻度一般表现是上楼气短，呼吸频率增快，但肺通气功能是正常；中度一般表现为活动感到气短，说话常有中断，呼吸频率明显增加；重度表现为休息时就会感到气短，呼吸困难，呼吸频率明显增快，可出现肺功能明显的异常。

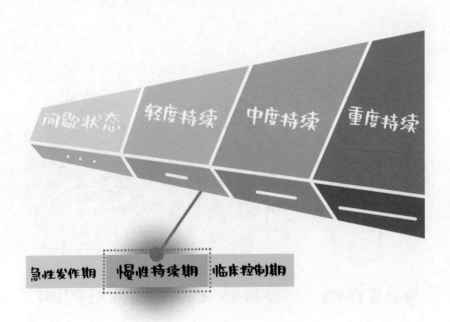

哮喘如何分期

根据临床表现，哮喘可分为急性发作期、慢性持续期和临床控制期。

急性发作期是指喘息、气促、咳嗽、胸闷等症状突然发生，或原有症状加重。

慢性持续期是指每周均不同频度和（或）不同程度地出现喘息、气促、胸闷、咳嗽等症状。

临床控制期是指患者无喘息、气促、胸闷、咳嗽等症状 4 周以上，1 年内无急性发作，肺功能正常。

不论哪种时期，都需要好好控制。

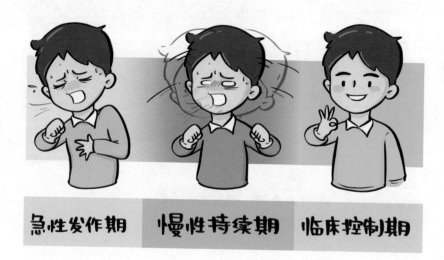

急性发作期　　慢性持续期　　临床控制期

什么是"阿司匹林哮喘"

阿司匹林哮喘指服用阿司匹林之后诱发的哮喘。大多数解热镇痛、抗生素可以引起该病，以阿司匹林为代表，也叫药物性哮喘。引发这一疾病的根本原因是这一类药物抑制了环氧化酶的合成，使导致支气管收缩的白三烯（一种引起过敏反应的化学物质）增多而诱发哮喘。这种哮喘与普通哮喘一样，在发作的时候出现胸闷、气喘、呼吸困难、咳嗽，也需要使用糖皮质激素、支气管扩张剂来进行治疗。

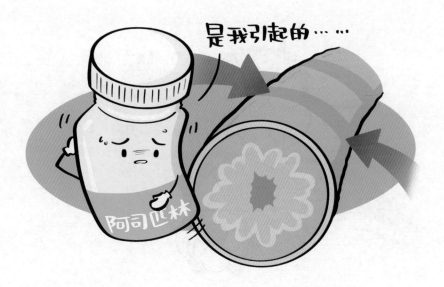

运动性哮喘是怎么回事

顾名思义就是由运动诱发的哮喘发作，多见于儿童和青壮年，本质跟支气管哮喘相同，是因为运动后诱发气道痉挛而出现喘息、咳嗽、憋气这些哮喘症状。不过是只在运动的时候才会出现症状。

运动性哮喘的治疗，首先应避免剧烈运动，选择合适运动方式。如果确定有运动性哮喘，在运动之前吸入气道舒张剂和抗炎药物预防发作，在运动前 20 分钟左右进行吸入气道舒张剂，缓解运动性哮喘发作。还可在运动前 2 个小时服用抗过敏药物，比如白三烯受体拮抗剂、孟鲁司特，从而阻止运动哮喘发作。在运动过程中出现哮喘的症状，必须立即停止，尽快使用平喘的药物治疗。

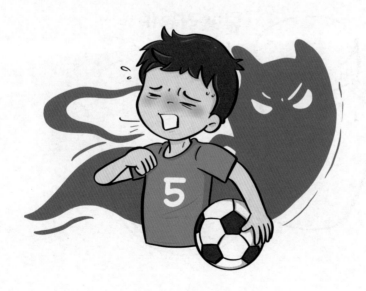

三、哮喘的 *治疗* 和 *控制*

> 治疗哮喘的药物有哪些

治疗哮喘的药物可分为控制药物和缓解药物。

1. 控制药物： 需要每天使用并长期维持的药物，包括吸入性糖皮质激素、全身性激素、白三烯调节剂、长效 β_2 受体激动剂、缓释茶碱等。

2. 缓解药物： 又称急救药物，这些药物在有症状时按需使用，包括速效吸入和短效口服 β_2 受体激动剂、吸入性抗胆碱能药物、短效茶碱和全身性激素等。

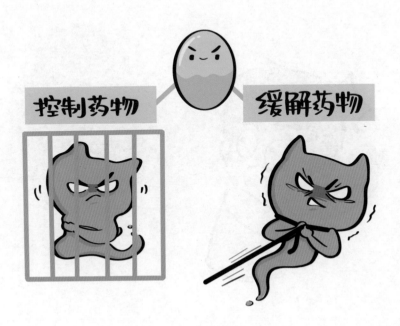

控制药物

缓解药物

哮喘慢性持续期该如何治疗

脱离过敏原

既然已经知道引起哮喘发作的过敏原或其他刺激因素，尽可能避免接触或远离有刺激因素的环境是防治哮喘最有效的方法。

控制症状，减少不良反应

通过药物控制症状，减少急性发作和死亡及药物不良反应。医生和患者一起制定哮喘防治计划，随访监测，并及时调整治疗，这对有效控制非常重要。

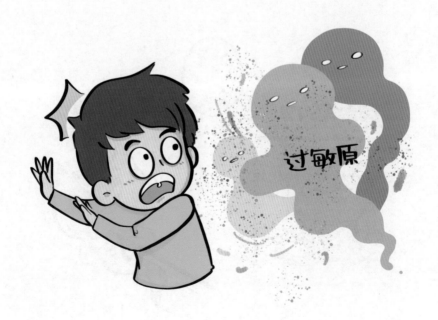

"消炎药"可以预防哮喘吗

"消炎药"不能预防哮喘。

大家常说的"消炎药"就是抗生素，它是针对细菌等病原体引起的感染的治疗药物。而哮喘是气道的高反应性病变，通常是没有合并感染的，所以两者在发病机制上不是一回事，因此不要混淆，不要以为老百姓口中的"头孢""先锋Ⅵ"是"万能药"，有事没事来两粒。这样的做法真的不可取！

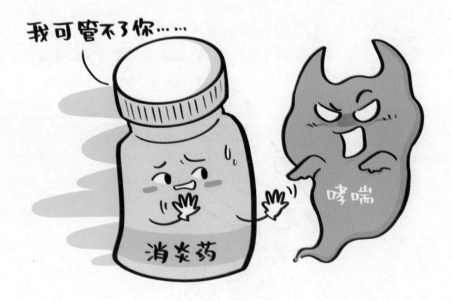

哮喘是不是好不了

首先，我们要搞清楚这个"好"或"不好"是如何界定的。

哮喘，即支气管哮喘，是多种细胞参与的一种慢性气道炎症，表现为反复发作的咳嗽、胸闷、气促等，多数患者可自行缓解或者经过治疗后改善，有一定遗传倾向，目前医学界还不能做到根治（就是俗称的"好不了"）。

目前的专家共识为：哮喘的治疗目标是长期控制症状，预防风险发生，在使用最小的有效剂量药物或不用药物的情况下，尽量达到和正常健康人一样的生活工作状态。

治疗哮喘常用的药物有：吸入用糖皮质激素、长效 β_2 受体激动剂、缓释茶碱等。经过规范化诊疗，可以缓解或者完全控制临床症状（看上去治好了）。换句话说就是不可"根治"，但是可以"控制"。

说到这里，你还会觉得哮喘是可怕的顽疾吗？

此外，确诊哮喘后，避免相信"根治"的偏方，需要线下正规呼吸科就诊治疗哦。

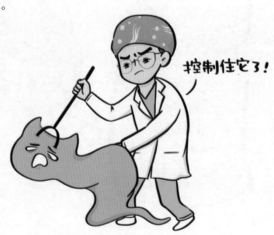

使用真丝衣物和被褥可以减少哮喘发作吗

这个想法可能是来源于很多人听说宋美龄女士因患有哮喘病，所以只能使用真丝类织物的说法。

哮喘是气道的高反应性疾病，和过敏有一定的关系，要知道真丝制品中的蚕丝也是有些人的过敏原，所以真丝制品并非人人适用，可以做过敏原测试以明确自己具体对那些物质过敏，才能有针对性地避免，从而减少哮喘的发作。

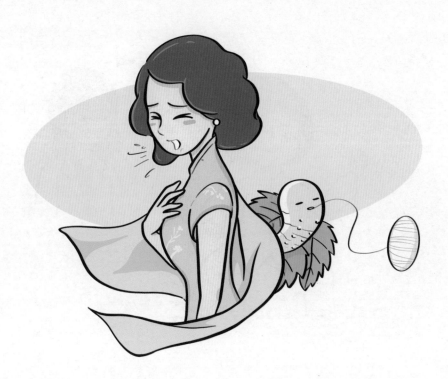

哮喘患者能参加体育运动吗

在哮喘未控制的情况下，不建议参加体育运动；如果现阶段哮喘控制比较理想，参加适当的运动是没有问题的。但如果是特别剧烈的活动，不单是哮喘未控制的患者不适合，患有其他方面疾病的患者也是需要在专科医生建议和指导下进行的，以免造成病情加重。

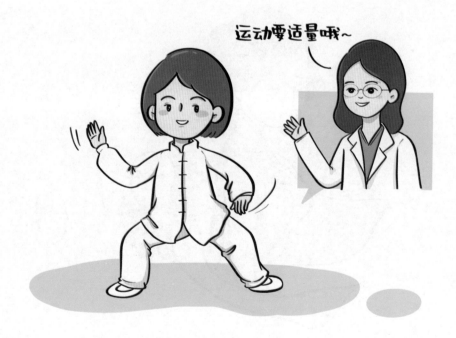

运动要适量哦~

哮喘最后会变成肺气肿吗

　　哮喘不仅可以和慢阻肺同时存在，也是慢阻肺的危险因素。如果不科学有效地控制哮喘，是会逐渐引起慢性阻塞性肺疾病的，也就是老百姓常说的"肺气肿"。

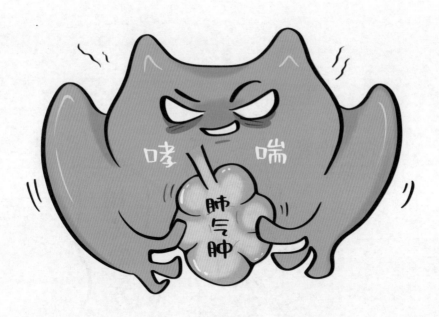

用偏方"除根"哮喘可信吗

　　不建议采用偏方治疗哮喘，大部分偏方没有科学依据，甚至有些所谓的"特效药"是通过违规添加大剂量的激素来获得短期的"效果"，这会为以后的规范治疗埋下隐患。当然，这些来历不明的偏方药也可能对患者造成短期的肝肾损害。此外，哮喘是不能"除根"的，要相信科学，规范诊治。

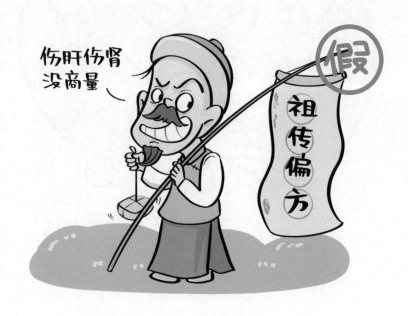

除了定期复诊，哮喘患者平时还要注意什么

　　哮喘患者除了定期去复诊使用药物控制以外，平日的自我管理也很重要，例如避免接触危险因素，如刺激性的粉尘、油、烟、冷空气，积极防治呼吸道感染；调整生活方式，戒烟、戒酒，避免吃过多辛辣、生冷、油腻食物，以及海鲜等易过敏的食物；可适当运动，增强自身抵抗力，有利于防治呼吸道感染。还要注意保持良好的心情，避免因情绪激动、过于紧张等导致哮喘发作。坚持做病情记录，自我监测肺功能等，这些对于稳定病情有很大的帮助。

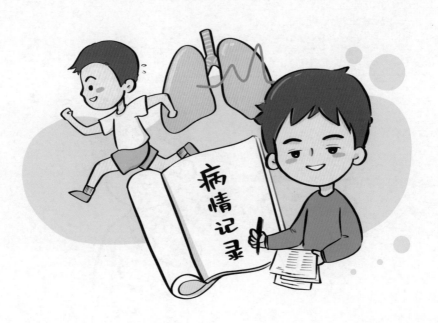

医患对话之哮喘

"医生，我小时候没有哮喘这个病，现在怎么会突然得了呢？"

"哮喘在任何年龄段都有可能发病，幼时没有而成年突然发病，和个人的体质变化或是接触过敏原、如花粉、吸烟、空气污染或者服用药物等有关，这些诱因使气道出现了高反应性，引起气道收缩，产生呼气性呼吸困难而引起突发哮喘的症状。因此，有些人在幼年时没有哮喘而在成年之后才出现症状。"

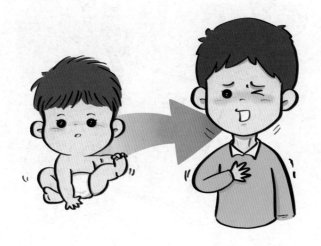

"医生，我有时会咳嗽、胸闷，看了上面的内容，我怀疑我是患上了哮喘！"

"许多不典型哮喘是会以胸闷咳嗽等为表现的，判断是不是哮喘还是需要去专科门诊就诊，医生会结合相应的病史和辅助检查来明确诊断，不要自我诊断，要科学对待。"

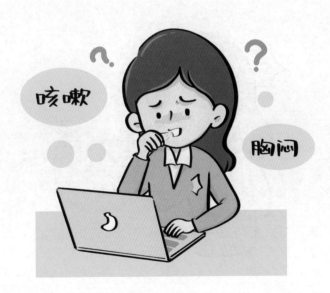

咳嗽

胸闷

"我有时候跑步后，能听到喉咙里有像小猫一样的叫声，我是不是哮喘啊？"

"典型的哮喘发作时是会有'猫叫/啸叫声'样呼吸的，但是不能反过来说有'啸叫声'就一定是哮喘发作，建议还是去正规医院做相应检查进行诊断和排除。"

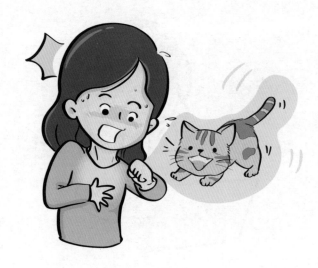

"医生，哮喘这个病是不是遗传病啊，会不会影响我结婚？"

"哮喘是有遗传特征的，遗传因素在哮喘的发病中起十分重要的作用，有哮喘家族史的人容易对各种环境因素产生过敏反应，虽然哮喘有遗传特征，但只是说遗传概率会高，并非所有具备遗传因素者都会发生哮喘，因此哮喘并不是遗传病。它的发病和环境污染、饮食、药物、气候变化、呼吸道感染、接触过敏环境、吸烟等有关，需要在生活中避免诱发因素。即使患有哮喘，通过规范化的治疗是可以控制的，可以做到与正常人相同的生活。所以不必担心恋爱和结婚。"

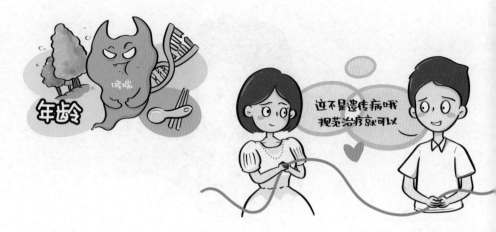

"医生，我身边有很多孩子小时候有哮喘，长大了好像就好了，这是怎么回事呢？"

"'长大后哮喘就好了'这个现象可能是因为长大之后自身的免疫力增强。我们知道，哮喘发作与否跟身体的免疫力有很大的关系，幼年时免疫力比较差，容易发病，而长大之后抵抗力会逐渐增强，因而哮喘控制得比较好，不容易发病，于是有看上去哮喘好了的假象。另外，哮喘是没办法根治的，只能减少刺激、减少疾病的发作加之规范的治疗，也有的患者在年老之后才发病，那是因为年纪大了抵抗力也会减弱的缘故。"

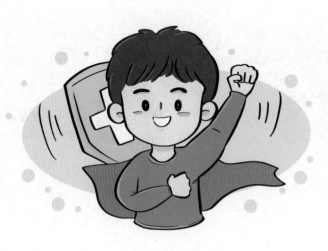

"医生，我以前被医生说过是哮喘，可是我现在自我感觉挺好的，是不是就没事了啊？"

"首先需要明确的是，以前诊断的'哮喘'是否客观属实，是否是正规医院诊断的。如果是正规诊断的，即使目前没明显症状，还是建议去呼吸科门诊复查，由专业医师进行判断评估，及时用药以免延误病情，切莫因为'自我感觉良好'而耽误病情的控制。"

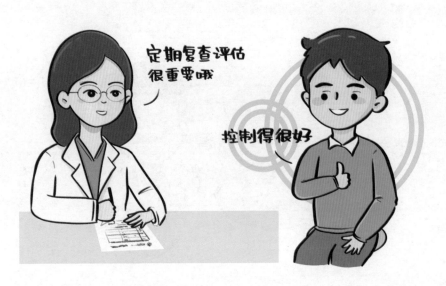

定期复查评估很重要哦

控制得很好

"医生，我有哮喘，是不是很多食物都不能吃啊？"

"中医理论中有'发物'的说法，西医中无此概念，除了明确的可导致过敏的食物或原材料应该避免接触外，哮喘患者没有其他绝对的饮食禁忌，但是部分食物过量食用可能会诱发哮喘或不利于病情恢复，建议少吃，具体哪些食物不能吃需要根据患者自身过敏情况而定。哮喘在中西医方面分别有各自的认识，因此哮喘患者的饮食在这两个方面都存在相应的忌食。如西医认为一些可诱发患者过敏的食物应忌食。而中医方面，可分为寒喘和热喘，相应的应忌食寒凉或温热的食物。"

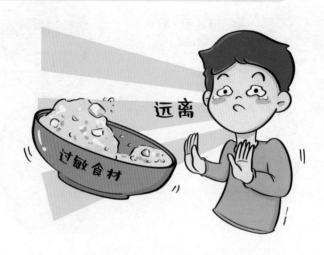

远离

过敏食材

"医生，如果小孩子诊断为哮喘，要用激素控制，我怕影响他生长发育，我是不是可以等一等，等他成年后再给用药啊？"

"首先要明确的是，如果儿童时期诊断为哮喘，是需要正规的药物控制和治疗才能保证其健康的生长发育。其次，要正确认识激素类药物，不要'妖魔化'激素，正确合理使用激素大多是安全的，有效控制病情的'利'远远大于激素使用过程中可能产生的'弊'。因此，还是建议立即开始规范的哮喘治疗。"

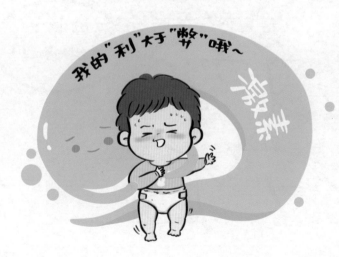

"医生，听说'久咳成喘'，我没咳，怎么会是哮喘啊？"

"你说的'久咳成喘'是典型的哮喘发作的症状，在现实中还有许多无咳嗽症状或者不典型的哮喘，此时就需要有经验的医生识别此类症状，加上客观的肺功能检查得以确诊，所以并非所有的哮喘都是明显的咳嗽症状。"

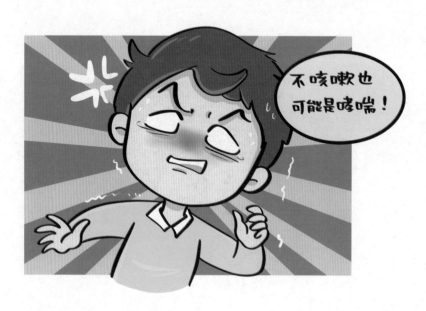

不咳嗽也可能是哮喘！

"医生，听说西药有很多不良反应，我吃中药控制哮喘可以吗？"

"中草药在辅助治疗哮喘上有一定的效果，但是从大量的临床治疗经验来看，单纯依靠中药控制哮喘，效果往往不能够令人满意，还是需要长期规范使用扩张支气管的各种药物，并且加强日常防范措施，才能有效控制症状及减少哮喘发作的频率。"

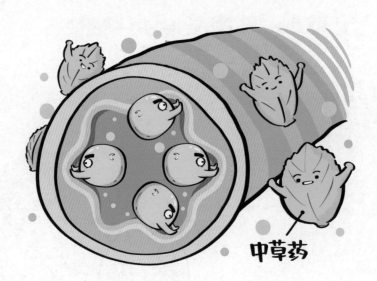

中草药

"医生，听说很多人因哮喘突发死亡，我有哮喘，我很担心这个。"

"现实中确实会有类似的悲剧发生，这种突发情况通常考虑两种可能：①哮喘患者突然接触大量过敏原，导致呼吸道剧烈痉挛，引起突发呼吸困难、严重憋气缺氧、大汗淋漓、心慌，会在短时间内因气道闭塞而死于窒息；②哮喘患者有基础疾病，比如有冠心病、心肌缺血等，当哮喘发作时，虽然哮喘的严重程度不致死，但其诱发的心脏并发症（如心律失常甚至心衰）会导致患者死亡。为减少这类事件发生，首先要规范使用支气管扩张药物，避免因哮喘控制不佳导致哮喘急性发作，做好日常防护，避免接触过敏原，同时在身边常备短效支气管扩张药物以备不时之需。而有多种慢性疾病尤其是心血管疾病的患者，要正规就医，控制好基础病症状，尽量减少此类悲剧发生。"

"医生，用激素治疗哮喘会不会成瘾啊？听说会变胖，是真的吗？"

"激素在控制哮喘发作、稳定期维持方面有着重要的作用，激素是一种少量的人体自身可以合成的物质，本身就存在于人体内，当然不具有所谓的'成瘾性'，至于'使用激素会变胖'的说法，是因为糖皮质激素有导致人体水钠潴留的'缺点'，不恰当地使用会造成'满月脸、水牛背'等向心性肥胖（主要是身体肥胖而四肢不胖）的特征，于是老百姓心中就有了'激素会使人变胖'的印象。我们在临床中治疗哮喘时，专科医生会合理使用激素控制哮喘，减缓肺功能的恶化，并最大限度地减少药物的不良反应（水肿、肥胖等），所以大家不必'闻激素色变'。"

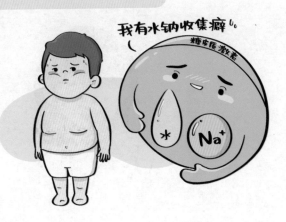

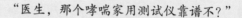

"医生，那个哮喘家用测试仪靠谱不？"

"可以很明确地回答你，非常靠谱。你说的这个测试仪全名叫'峰流速仪'，对着它用力吹一口气，就可以判断哮喘病情。使用峰流速仪进行最大呼气流量（PEF）监测和记录哮喘日记是支气管哮喘防治中的重要环节，使用这个小机器有助于医生判断衡量哮喘发作的严重程度和控制情况。对哮喘病情的判断主要包括两大方面：临床症状和肺功能。PEF是一个方便并能很好反映哮喘病情的肺功能指标，PEF监测的临床价值还体现在可以更早地发现患者轻微的病情变化，在出现喘鸣或者咳嗽等症状之前就发现异常，便于调整用药的剂量。当然，前提是要正确使用峰流速仪。"

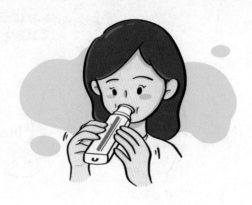

"医生，那个喷的药，我一次喷两次的量，可以维持双倍的时间吗？"

"每种药物都有它自己的起效时间和药效维持时间，我们临床上使用药物的频率就是依据此而来，所以单次的增加使用剂量并不能做到延长药效维持时间，可能还有不良反应，所以还是要按药品说明书或者听从医生指导用药！"

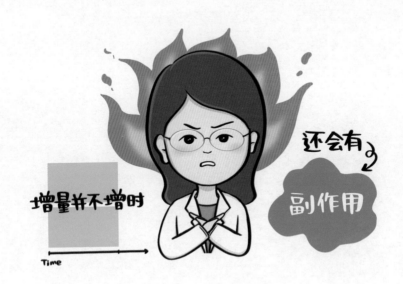

第五话

慢性阻塞性肺疾病

一、带你了解慢阻肺

什么是慢阻肺

　　慢性阻塞性肺疾病（COPD，简称慢阻肺）主要是因为气道和（或）肺泡异常导致持续存在的气流受限和产生相应症状。慢阻肺是一种常见的危害健康、影响生活的慢性病，是导致死亡的主要原因，并给患者及家属带来沉重的经济负担，是《"健康中国2030"规划纲要》中重点防治的疾病。

　　我们经常看到一些人，特别是老年人，他们走路时间长一点或者走快一点就会上气不接下气，慢性阻塞性肺疾病就以这个"上不来气"的表现为主。

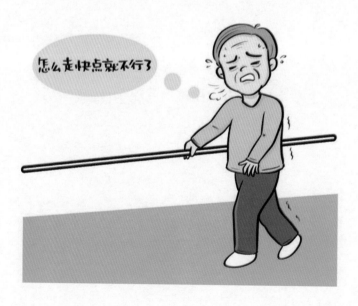

慢阻肺有什么表现

临床表现

1. 慢阻肺的主要症状： 慢性咳嗽、咳痰和呼吸困难（咳、痰、喘）。早期可以无明显症状，后出现咳嗽、咳痰，再出现呼吸困难。

2. 症状特征及演变： ①常见慢性咳嗽（晨起、夜间阵咳）；②咳痰常为白色黏液、浆液痰，急性加重时可为黏液脓痰而不易咳出；③气短或呼吸困难，活动后呼吸困难是慢阻肺的"标志性症状"；④一些人会有明显的胸闷和喘息。

并发症的表现

1. 右心衰竭： 会有食欲不振、腹胀、下肢肿等。

2. 呼吸衰竭： 多见于重症慢阻肺或急性加重者。

3. 自发性气胸： 多表现为突然加重的呼吸困难、胸闷、胸痛，可伴有皮肤、口唇青紫。

体征

早期可不明显，随着疾病进展可见典型的桶状胸，表现为胸廓前后径增大，外形像个圆桶，呼吸变得浅而快。

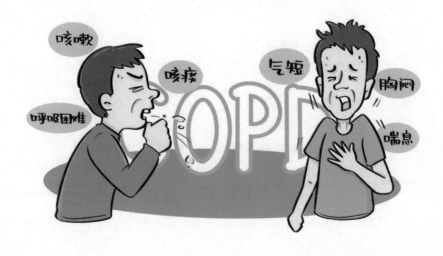

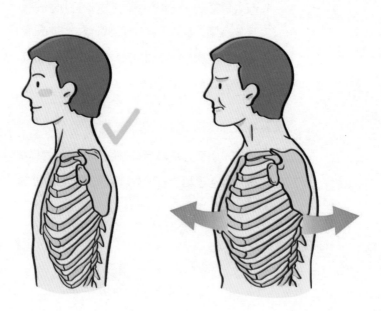

大概有多少人患慢阻肺

调查显示，我国 40 岁以上人群中慢阻肺患病率达 14%，估算患者数近 1 亿，也就是说，大概每 14 人中就有一人患此病，提示这个病的发病率呈高态势。

世界卫生组织最新预测，因发展中国家吸烟率上升和高收入国家老龄化加剧，慢阻肺患病率在未来 40 年将持续上升，预测至 2060 年，每年将有超过 540 万人死于该病和其引起的相关疾病。

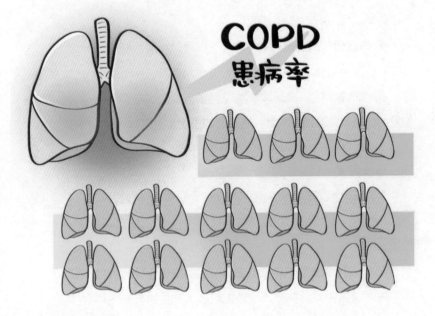

慢阻肺是由什么引起的

引起慢阻肺的原因有很多，主要有两个因素：个体因素（自身因素）和环境因素（外界因素）。

个体因素

1. 遗传因素： 慢阻肺和遗传有一定关系，比如 α_1 - 抗胰蛋白酶（这是肝脏合成的一种糖蛋白，它的缺乏和遗传有关）重度缺乏和不抽烟人群的肺气肿有关。

2. 年龄和性别： 年龄是慢阻肺的危险因素，年龄越大，患病率就越高。而女性对烟雾、烟草的危害更敏感。

3. 肺生长发育： 在生命各个周期里（如胎儿期、婴幼儿期、青少年期）接触有害因素都会影响肺的生长发育，而这些都是慢阻肺的危险因素。

4. 哮喘和气道高反应性： 哮喘不仅可以和慢阻肺同时存在，也是慢阻肺发病的危险因素。

5. 低体重指数： 低体重指数（偏瘦人群）也与慢阻肺的发病有关，体重指数越低，慢阻肺的患病率越高。

环境因素

1. 烟草： 吸烟是导致慢阻肺发病的最重要的外界因素。吸烟和被动吸烟者肺功能比不抽烟者异常率高，死亡风险增加。

2. 燃料烟雾及空气污染： 燃料产生的空气污染颗粒物质（PM），例如焚烧秸秆、垃圾等和吸烟产生的有害气体具有协同作用，对支气管黏膜有刺激和毒性，空气污染时，慢阻肺的发病风险明显增加。

3. 职业性粉尘：职业性粉尘（二氧化硅、煤尘等）浓度过大或接触时间过长，可导致慢阻肺的发生。

4. 感染和慢性支气管炎：呼吸道感染是慢阻肺发病和加剧的重要因素和常见原因。儿童期反复下呼吸道感染者成年后容易发生肺功能下降及呼吸疾病症状。

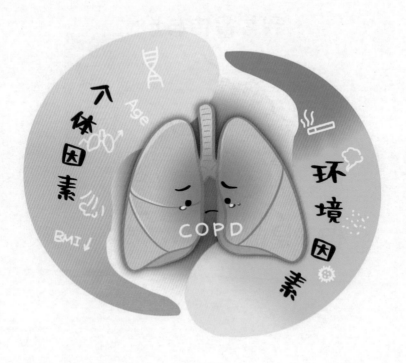

慢阻肺是遗传病吗

慢阻肺有遗传易感性，和遗传有一定的关系，比如 α_1- 抗胰蛋白酶重度缺乏和肺气肿的形成有关。但是不要紧张，这并不是遗传病，和遗传有关的并非都是遗传病。

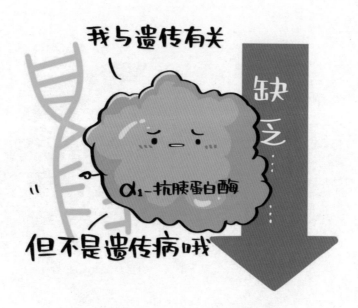

慢阻肺很危险吗

　　我们看到的慢阻肺上不来气的情形，有可能是因为慢阻肺正处于急性加重期，患者原有的气喘胸闷症状明显加重，会气急、呼吸困难，在旁人看来，仿佛十分难受。

　　事实上，慢阻肺无论如何严重，都可以通过治疗控制症状，只是无法治愈。在慢阻肺的稳定期，可以通过各种治疗减少急性发作，尽可能减缓对心肺功能的影响。科学合理的控制会让慢阻肺显得没有那么"恐怖"。

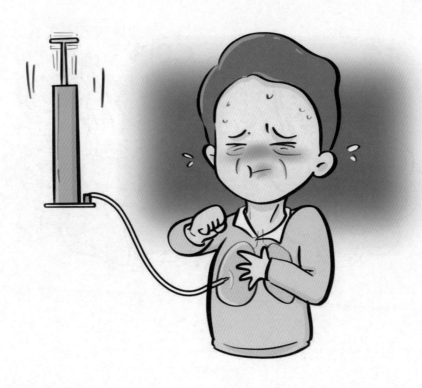

慢阻肺患者的肺有什么不一样

　　慢阻肺患者有肺气肿的病理改变，可见肺过度膨胀，弹性减退，表面可见大小不一的大疱，就是俗称的肺大疱。

　　在显微镜下可以见到肺结构遭到破坏，形成过度充气的典型"肺气肿"改变。

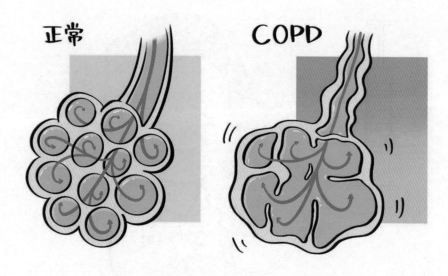

二、正确判断 慢阻肺

哪些检验及检查可以协助诊断慢阻肺

1. 肺功能： 通过使用肺功能仪吸气、呼气来检查。肺功能检查是检测气流受限的客观指标，也是诊断慢阻肺的金标准，在专业人员指导下呼气吸气来检测通过肺部的气流量和速度，也用于判断病情严重、监测预后。

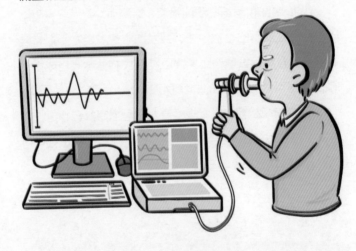

主要内容包括 FEV_1（第 1 秒用力呼气容积，也叫一秒量，即用最大力深吸一口气后再尽最大力呼气，测出第 1 秒呼出的气体的量）、FVC（用力肺活量，是测试最快速度呼出气体的能力，也称为时间肺活量）、FEV_1/FVC（1 秒用力呼气容积与用力肺活量的比值，也称作一秒率）、容量和弥散功能测定等。

2. 胸部影像学检查： 包括胸部 X 线检查和胸部 CT 检查。慢阻肺早期线胸片可无明显变化，随后可出现肺纹理增多、紊乱等非特征性改变（相比正常胸片不清晰），主要为肺过度充气；高分辨 CT 检查可用于区分肺气肿类型（小叶性、中心性）及确定肺大泡的情况及鉴别诊断。

3. 脉搏氧饱和度（SpO_2）监测和动脉血气分析： 当患者有呼吸衰竭或心力衰竭表现时应监测脉搏氧饱和度，如果 SpO_2 小于 92% 应该进行动脉血气分析检查。

4. 心电图和超声心动图检查： 这两项检查对于慢阻肺晚期和急性加重的鉴别诊断、并发肺心病及合并心血管疾病的诊断有实用价值。比如慢阻肺合并肺动脉高压或慢性肺心病心电图可见典型的肺性 P 波。

5. 血常规检查： 血常规检查对指导慢阻肺药物治疗有意义。部分患者由于长期的低氧血症，外周血红蛋白等可明显升高，部分患者可表现为贫血。

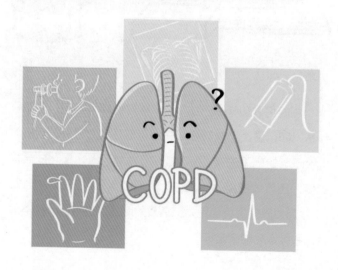

慢阻肺需要与哪些疾病进行鉴别

慢阻肺应与哮喘、支气管扩张、充血性心力衰竭、肺结核等疾病进行鉴别。当然，患者也可能同时患有慢阻肺和这些疾病，需要专业医生做出明确诊断。

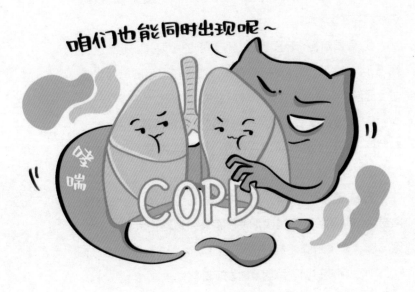

慢阻肺有哪些并发症

1. 缺血性心脏病： 如心绞痛、心肌梗死。治疗心绞痛或心肌梗死用高选择性 β_1 受体阻滞剂基本上是安全的。

2. 心力衰竭： 心力衰竭需与慢阻肺急性加重相鉴别，而慢阻肺又常导致急性心力衰竭发生。

3. 心房颤动： 心房颤动与慢阻肺急性加重相互影响。如需应用 $\beta-$ 受体阻滞剂，应优先选用高选择性 β_1 受体阻滞剂。

4. 高血压： 高血压是最常见的慢阻肺并发症，对疾病进展具有重大影响。

5. 骨质疏松： 骨质疏松是慢阻肺的主要并发症，这个疾病和肺气肿、低体重指数有关。避免在慢阻肺急性加重时反复使用全身激素有助于降低发生骨质疏松的风险。

6. 焦虑和抑郁： 焦虑和抑郁是慢阻肺的重要并发症，常发生于年轻女性、吸烟及合并心血管疾病者。肺康复可以一定程度改善此症状。

7. 肺癌： 同时具有肺气肿和气流受限者，患肺癌风险最大，而高龄和大量吸烟使肺癌发生风险更大。对于慢阻肺患者，预防肺癌最好的措施是戒烟，低剂量胸部 CT（LDCT）筛查有助于早期及时发现肺癌。

8. 代谢综合征和糖尿病： 慢阻肺患者常合并代谢综合征和糖尿病，后者可能影响慢阻肺预后。

9. 胃食管反流病（GERD）： GERD 是慢阻肺急性加

重的独立危险因素，质子泵抑制剂常用于 GERD 的治疗。有研究显示，质子泵抑制剂可降低急性加重的风险。

10. 阻塞性睡眠呼吸暂停（OSA，俗称鼾症）： 慢阻肺合并 OSA 的患病率为 20% ~ 55%，中、重度慢阻肺患者 OSA 患病率高达 65.9%，两者同时存在时称为重叠综合征（OS）。OSA 作为慢阻肺的并发症之一，对慢阻肺的病理变化、气道和全身炎症等均有不利影响。

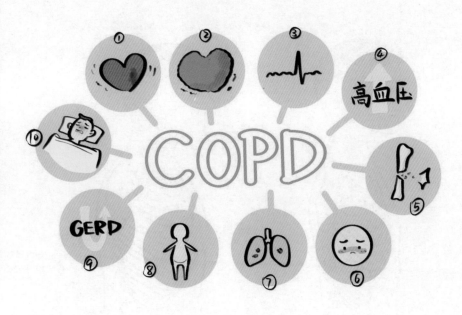

桶状胸是什么

　　桶状胸又叫气肿胸，是慢阻肺肺气肿的典型体征。顾名思义，桶状胸就是胸廓像桶一样的形状，胸廓前后径增加，甚至与左右径几乎相等，胸廓呈圆桶状，肋间隙增宽。

　　引起桶状胸的原因有以下几点：①胸膜疾患，胸膜间皮瘤、气胸使得胸廓异常饱满；②循环系统疾病，心包积液、心脏扩大等也可引起胸廓异常；③呼吸系统疾病，如肺气肿、支气管哮喘等；④生理性因素，如长期吸烟、过度肥胖等。

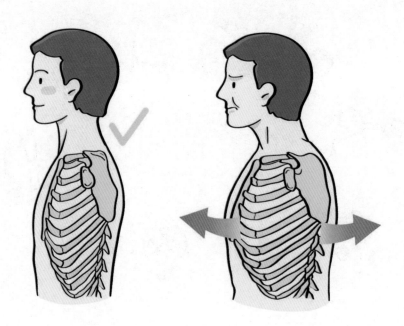

三、慢阻肺的 治疗 和预防

慢阻肺如何有效治疗

药物治疗

1. β_2受体激动剂：有长效和短效两种。短效如特布他林、沙丁胺醇；长效如沙美特罗。

2. 抗胆碱能药物：通过扩张气道平滑肌而改善气流受限等症状。有短效（SAMA）和长效（LAMA）制剂两种。

3. 茶碱类药物：可解除气道平滑肌痉挛，对慢阻肺稳定期有一定效果，常见有恶心腹痛头痛失眠等不良反应。使用时需注意监测血药浓度，多种药物联合使用时需警惕药物间相互作用。

4. 激素治疗：对需住院治疗的急性加重期者可考虑口服或静脉用激素。

非药物干预

非药物干预是治疗稳定期慢阻肺的重要手段，与药物起到协同作用，包括患者的管理、呼吸康复、家庭氧疗、家庭无创通气、疫苗等。

1. 呼吸康复治疗：在医生指导下可在医院或家中开展的个体化训练，如运动、呼吸训练、健康教育等，对改善心理、生理状况和促进长期保持健康行为有积极作用。心血管疾病和严重精神疾病者慎用。

呼吸训练主要包括缩唇呼吸、腹式呼吸和呼吸肌耐力训练。

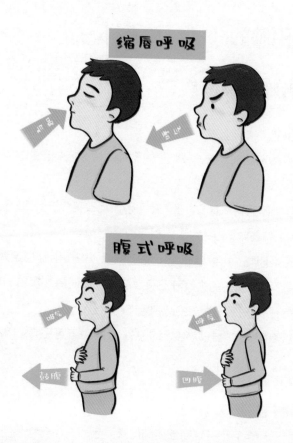

缩唇呼吸

腹式呼吸

  2. 营养和心理干预： 慢阻肺患者通常存在营养不良和心理障碍，可通过营养干预改善营养状况、总体重、运动能力。通过心理干预和护理改善患者焦虑抑郁状态，并可改善预后。

  3. 氧疗： 慢性呼吸衰竭患者进行长期氧疗（LTOT）可提高生存率，对改善血液循环和运动能力、肺生理和精神状态都有好处。一般经导管吸入流量 1.0 ~ 2.0 升 / 分，每天不低于 15 小时。

  4. 家庭无创通气： 近期大量研究证实，家庭无创正压通气（hNPPV）可以改善症状，降低病死率，尤其适合于阻塞性睡眠障碍的患者。

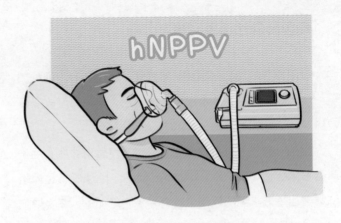

5. 疫苗接种：疫苗接种是预防感染的有效手段。常见的有流行性感冒（流感）疫苗、23 价肺炎球菌疫苗（PPSV23）、百白破疫苗。慢阻肺患者，尤其是年龄大于65 岁的患者，推荐每年接种流感疫苗和每 5 年接种肺炎球菌疫苗；对于从未接种百白破联合疫苗（Tdap）的慢阻肺患者，建议补接种。

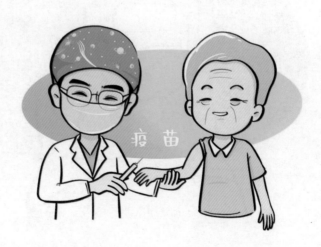

慢阻肺急性加重是指症状急性恶化，出现呼吸困难加重，伴气喘、胸闷、咳嗽加剧，痰液色、量、黏度改变及发热等。若有以上症状，请及时至附近医院就诊。

慢阻肺急性发作的治疗包括：①支气管舒张剂：用于改善临床症状和肺功能。②抗感染治疗：细菌感染是慢阻肺急性加重最常见的原因，若有呼吸困难加重、痰量增加和脓痰这三个主要症状，需要使用抗生素，脓性痰是判断下呼吸道细菌感染最敏感的指标，C反应蛋白（CRP）也是细菌感染的指标。③糖皮质激素治疗。④吸氧。

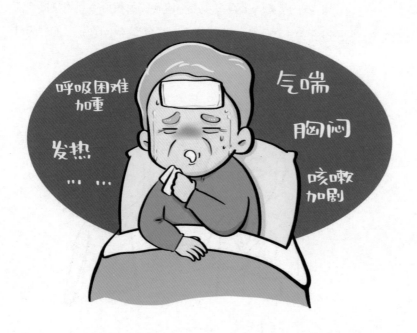

慢阻肺吸氧治疗会不会成瘾

　　首先要明确，氧气并不是具有成瘾性的物质，它和水、食物一样是我们生命中必需的东西。其次，长期氧疗的目的是使慢阻肺患者血氧饱和度达标，即静息状态下动脉血氧分压 ≥ 60 mmHg 和（或）血氧饱和度大于 90%，以维持重要器官的功能。因此，正确使用氧气（控制流量、浓度）可改善缺氧症状和减缓肺动脉高压的发生，不用担心成瘾或中毒。

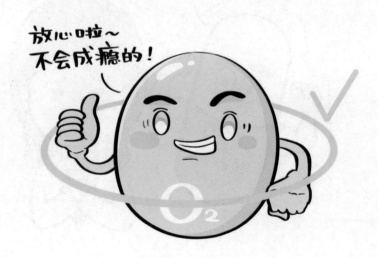

治疗慢阻肺有没有特效药

　　稳定期的慢阻肺根据每年急性加重的次数和平时症状评分，分为 A、B、C、D 组，根据不同的组别进行治疗，处于急性发作期的患者需加用抗感染治疗及其他对症治疗。不论稳定期还是急性期的患者，在得到规范、及时的治疗后，病情都可以得到较好的控制，但是对于慢阻肺本身，并不存在所谓的"特效药"。

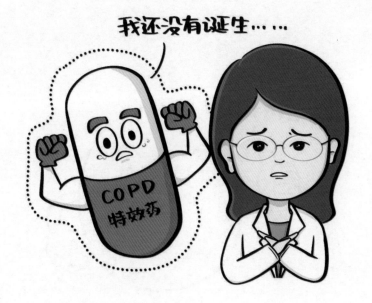

慢阻肺有疫苗吗

慢阻肺是多种因素共同作用的结果，成因较为复杂，没有直接的疫苗可以预防慢阻肺，但是可以通过接种流感疫苗、肺炎疫苗等减少呼吸道感染的发生，从而减少或者延缓慢阻肺的发生和发展。

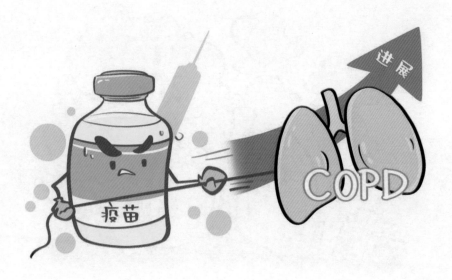

空气污染会造成慢阻肺吗

　　空气污染暴露被认为是 COPD 发生的重要危险因素，空气污染能够诱发气道炎症及氧化应激，从而导致外周气道和肺实质受到影响。空气污染对于慢阻肺加重、肺功能下降有很明显的促进作用。避免吸烟、接触职业粉尘及空气污染有害物质，对于保护肺功能有很大的益处。

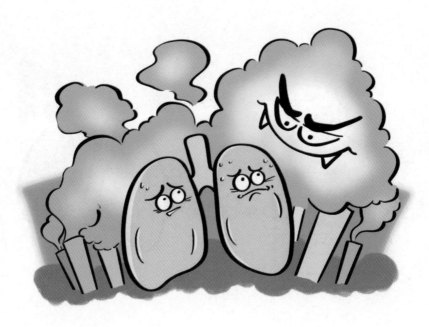

得了慢阻肺还能吸烟吗

　　戒烟是所有慢阻肺吸烟患者的关键干预措施，强烈鼓励和支持所有吸烟者戒烟。《中国临床戒烟指南（2015年版）》推荐的戒烟药物有非处方（包括贴片和咀嚼胶）和处方两种，可在医生指导下使用。

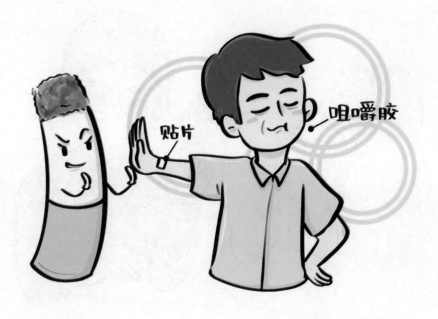

慢阻肺会发展成肺癌吗

　　慢阻肺和肺癌在本质上是两回事，慢阻肺通常不会直接转变为肺癌，但是慢阻肺的反复发作会增加肺癌的发病概率，是肺癌的高危风险因素，所以要引起重视。

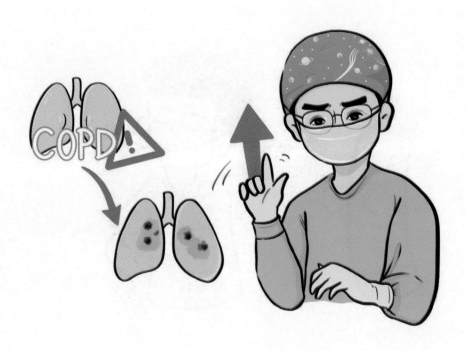

医患对话之慢阻肺

"医生，为什么我看有些人一直吸烟也没有患上慢阻肺？"

"我们前面讲过，慢阻肺早期自觉症状不是很明显，这也是慢阻肺容易被忽视和漏诊而造成疾病加重的原因，所以早期的筛查（肺功能）能及早发现一批慢阻肺患者，及早进行治疗和干预才能有效防止他们的病情进一步严重。"

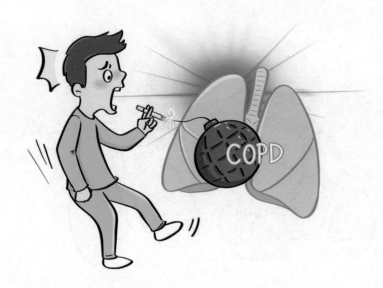

"医生，我小时候得过百日咳，我以后会患慢阻肺吗？"

"呼吸道感染是慢阻肺发病和加剧的重要因素。儿童期反复下呼吸道感染与成年后肺功能降低及呼吸症状发生有关，幼年时得过百日咳，如果当时处置得当，恢复较好，对肺功能的影响不是很大。成年后是否会患慢阻肺取决于各种因素，所以认真及时地对待和处理每一次的呼吸道感染，对于保护肺功能、减少慢阻肺的发生有着重要的意义。"

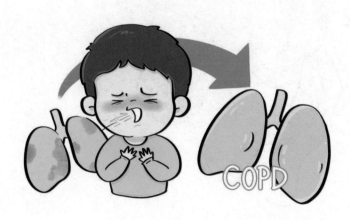

"医生，我吸烟20年，现在已经戒烟了，是不是就可以不得慢阻肺了？"

"吸烟20年后再戒烟，肺部的损伤基本不可以恢复正常，由于常年的烟雾'熏陶'，烟草烟雾中的多种有害物质（尼古丁、烟焦油等）被吸入肺部后，损伤支气管黏膜和肺泡，使支气管黏膜纤毛运动减弱、管壁破坏而影响肺通气功能，这些有害物质还会造成肺泡萎缩、支气管扩张。以上属于不可逆性通气功能损害，仅能通过药物治疗控制疾病进展，但无法恢复正常。因此，即使戒烟，仍有发生慢阻肺的可能，但是可以极大程度地减少慢阻肺的严重程度。所以，还是要呼吁广大吸烟者，放下香烟。"

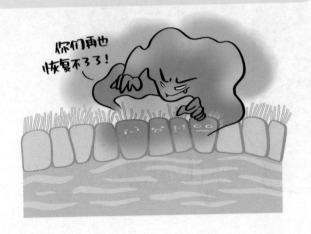

"医生，我自己不抽烟，身边有人抽烟，我会因此患慢阻肺吗？"

"吸烟人群比不吸烟人群更容易患呼吸疾病，甚至肺癌。如果长期吸烟，会对我们的肺功能造成不可逆的伤害，无论'一手烟''二手烟'还是'三手烟'，对呼吸系统的伤害都是不可小觑的。所以，提醒长期吸'二手烟'的人，如果出现咳嗽咳痰、气促气短的现象，一定要及时检查你的肺功能。"

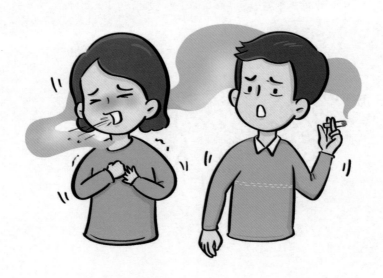

"医生，我刚听说'氧中毒'，慢阻肺患者长期家庭吸氧是不是会中毒啊？"

"确实是有'氧中毒'这个概念，不过是在特定情况下发生的。慢阻肺患者的家庭氧疗通常是使用低流量吸氧，在专科医生专业指导下，控制好氧气吸入的浓度，基本不会出现'氧中毒'现象。"

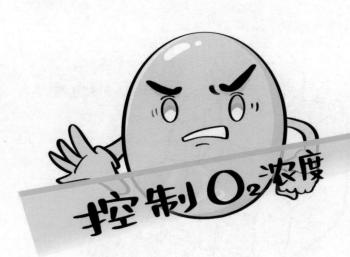

"医生，我被诊断患上了慢阻肺，我好担心，是不是生活不能自理了？"

"较严重的慢阻肺，例如有活动后呼吸困难的情况，确实对患者的工作和生活有一定影响。症状较明显且排除禁忌证者可行康复治疗，在医生指导下进行个体化运动训练，会在一定程度上改善症状，尽可能达到最好的状态。并不是所有慢阻肺患者都无法正常生活。"

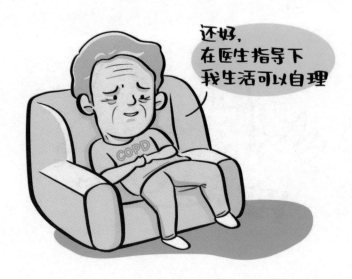

还好，在医生指导下我生活可以自理

"医生，我被诊断为慢阻肺，是不是就告别各种运动项目了？"

"慢阻肺患者通常可采取体育锻炼、呼吸训练等方式提高肺功能。适当的体育锻炼包括散步、慢跑、游泳、打太极等，但在运动时应注意运动量和运动强度，以免过度运动引起缺氧。慢阻肺患者平时还可采取呼吸瑜伽、深慢腹式阻力呼吸功能锻炼、呼吸操等方式改善呼吸功能。总之，安全、科学的运动和锻炼能延缓肺功能下降，并非完全丧失了运动的能力。"

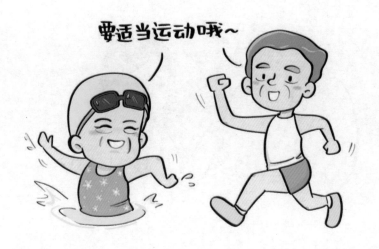

"医生，我有慢阻肺，我不去管它，会怎么样呢？"

"如果已经明确诊断为慢阻肺，建议立即重视起来，若任其发展而不进行任何干预，肺功能恶化的速度会加快，还会引起身体其他系统的并发症。这时再控制病情就会比较难，预后也会差一些。所以，如果确诊为慢阻肺，建议还是要及早行动起来，保护肺功能，享受美好生活。"

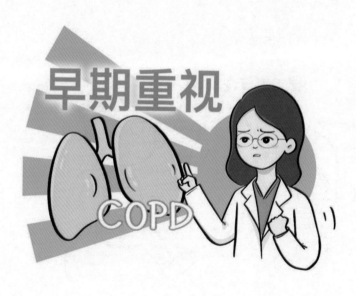

"医生，我有慢阻肺，经常发生肺部感染，平时可不可以吃小剂量的消炎药预防？"

"减少慢阻肺的反复感染，根本措施是在专业医生的指导下尽可能地减少相关危险因素，如远离烟草、减少接触空气污染物、进行疫苗接种、平时适当锻炼以增加免疫力等。这些都是科学的预防方法，不能自行吃消炎药预防，尤其是在没有明确感染的情况下。"

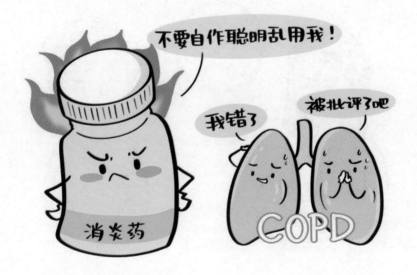

"医生，我被诊断为慢阻肺，可是我又实在戒不了烟，怎么办啊？"

"吸烟对慢阻肺的形成、进展有十分大的影响和促进作用，建议立即戒烟，若不能自主戒烟，可以去各大医院呼吸科的戒烟门诊，医生会给予专业的指导建议，并且可以辅助用药，提高戒烟的成功率。"

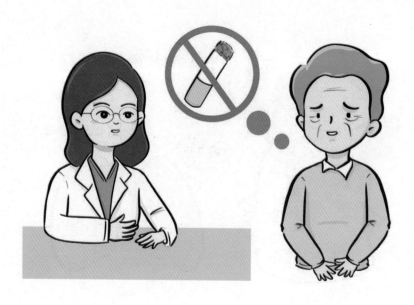

"医生，我家有慢阻肺的患者，最近被诊断为肺心病，这是怎么回事？"

"肺和心脏是有关系的。肺源性心脏病又叫肺心病，通常是因为支气管或肺组织、肺动脉等发生病变累及心脏，导致心脏病变。严重的慢阻肺患者不仅有呼吸衰竭，同时还可能出现心脏功能异常。人体的循环系统有肺循环和体循环，同时完成气体交换以满足身体需氧，心和肺同时发挥各自的作用。因此，肺的结构和功能出现异常，必然会引起心脏功能和结构改变，心功能异常又会加重肺疾病的症状。积极控制慢阻肺及其他呼吸系统疾病对于心脏及身体其他器官系统都是有益处的。"

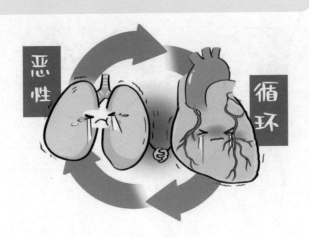

"医生，慢阻肺患者每天吸纯氧或者吸浓一点的氧，效果会好一些吗？"

"慢阻肺患者容易存在慢性缺氧，所以要持续给予低流量吸氧。通过持续低流量吸氧，可以提高患者血氧含量及动脉血氧饱和度，从而纠正缺氧状态。若给予高流量吸氧，会导致大脑呼吸中枢对缺氧的反馈抑制发生障碍，从而形成二氧化碳潴留，还可能诱发二氧化碳中毒。慢阻肺患者吸氧对病情控制是比较有益的，但是家庭氧疗时要注意流量不可过大，建议吸氧浓度（流量）控制在 1 ~ 3 升 / 分。"

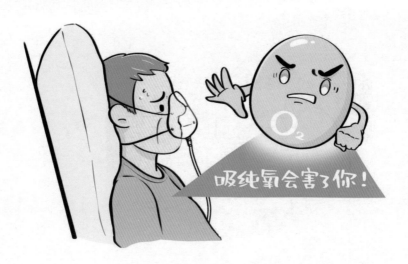

吸纯氧会害了你！

"医生，如果我加强运动，慢阻肺是不是就好啦？"

"慢阻肺这个病存在不可逆的气道损害，科学地治疗、护理、锻炼可以延缓疾病的进展。建议慢阻肺患者在专业医师的评估和指导下进行运动，切勿盲目进行剧烈运动，以免发生意外。"

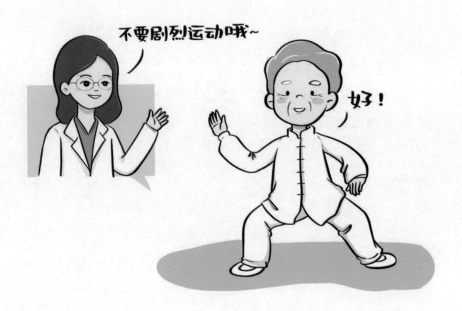